韓揆、蔡維河 著

醫與醫院：個案說故事

附「問題處理」方案簡述

目次

02 醫生與社會期待 040

03 「醫管人」的際遇 072

推薦序 1

醫院是「洋玩意兒」，醫管當然要先學洋人，韓揆老師是台灣最早赴美研習醫院管理的先驅，他因長期擔任天下第一醫院——台大醫院的管理企畫工作，又實際執行台大醫院及醫學院大樓的興建，政績斐然、獲獎無數，教學服務凡四十餘年，理論與實務兼具，因此在教學上特別「有料」，學生萬千，何止桃李滿天下？

近日（二〇一三年五月）好友兼同事蔡維河教授轉來韓老師一九一一年五月八日賜下的《醫與醫院：個案說故事》，眞是驚爲醫管「天書」，有嘻笑怒罵，也有苦口婆心，有具體實證，也有虛擬實境，更有對醫界及醫管人員的衷心期盼，若非「武功高強」、「身經百戰」，不可能寫出兼具詼諧與嚴肅的文字，讀起來輕鬆愉快之餘，更有令人深思之處，讀畢嘆爲觀止，非但値得醫院管理及衛生行政人員研讀，亦値得各類醫療人員，包括在學者參讀。今蒙韓老師囑余爲序，何止榮幸而已。

楊志良　二〇一三年六月六日
亞洲大學講座教授、前衛生署長

推薦序 2

當我接到我的老師——韓揆教授的電話，要我幫他即將出版與蔡維河教授所著的「醫與醫院：個案說故事」一書寫序文時感到非常惶恐，因爲韓教授是我讀台大醫管所的老師，我也選修他多門課程，同時對他治學的精神及醫院管理實務的經驗深感佩服。我如何以一個學生的身份幫老師寫序，眞也太爲難我了。但是仔細看了書的內容，的確非常地豐富，包含有理論及管理的實務，尤其是韓老師以二十六個個案及論述，來闡述目前台灣醫界醫院管理所面臨的問題，對一個從事醫院管理者具有啓發及思考如何解決問題的實務面，因此個人很樂意來提筆爲本書寫序文。

韓教授畢業於台大法律系，曾經在中學教過書，因緣際會經台大醫院邱仕榮前院長的引薦，進入了台大醫院參與醫院管理的實務領域工作超過四十年，期間也曾赴美國留學，取得醫院管理的碩士學位，也在美國的佛羅里達大學醫院實習，於當時國內甚少有如此具國內外醫管專業經歷及知識的學者，個人於受教於韓老師的課程中，印象最深刻的是，韓老師常提及於台大醫院任職秘書室主任時，正好在籌蓋台大的新醫療大樓，且擔任執行秘書，於這十年中累積了非常多的醫院建築及管理方面的經驗，個人也從課堂中得到很多的醫管方面的知識。韓老師的上課中，因爲其學識及歷練非常豐富，因此常常舉很多實例，來對目前國內醫院管理所遭遇的困難與同學討論，同學都認爲韓老師是學識淵博，最具實務經驗，也最敢於批判目前醫院管理界一些不正常的作爲。

韓老師的二十七篇個案討論，描繪了醫管方面不同的情況，娓娓道來，且因爲老師喜歡看小說，文筆流暢生動，所以很引人入勝，最後的結論要讀者去思考、解答。其中，蔡維河教授所寫的尼泊爾義診記，特別提到事前的規畫，瞭解當地民眾的需求，義診現場的環境、醫療器材因爲超重的通關問題、參與義診的工作人員住宿及健康問題都必需先加以考慮，才能圓滿達成任務。這一點因本人也曾經參與在南印度的藏人屯墾區的義診，對本篇所提之種種情況感觸特別深。另一篇提及國內重量級醫院因器官移植手術所衍生的問題，宜有完善的制度及標準作業程序，並確實執行，以避免可能衍生的醫療疏失，此事件可讓各大醫院有所警惕。此外，容心凌事件也提醒醫界同仁在任職高位時（院長）應注意職場的倫理問題，且更應該要細心經營自己的家庭及婚姻關係。相信本書的出版能給從事醫院管理者不同的思考方向與視野，並作爲醫院管理實務之教材。

李懋華 謹序

國立台灣大學醫療機構管理研究所校友會理事長、衛生福利部醫院管理委員會執行長

作者序

韓 揆：教書兼實務四十年，累積了一些醫療、行政及人性的認知。從小瘋看小說，舞文弄墨，腦筋不閑，但總是懶惰。

蔡維河博士曾任多所大型醫院、衛生署局高階主管，及任教亞洲大學、台北護理健康大學，經驗豐富，缺少著作。二〇一二年中期因一機緣，與他洽談。初期想要撰寫一本醫院實務教學的用書。經數次討論，感覺醫院部門業務龐雜瑣碎，容易掛一漏萬，又會受科技及社會變化影響，馮唐易老，一出版就成明日黃花。遂決定以講故事、寫小說的方式，表達較深層的醫療與人性現象或更有效益。

最先是想由維河教授擔綱撰寫全書；不巧蔡教授公、私兩忙，除教學外，又擔任環宇國際文教基金會及台灣專案管理學會要職，去了尼泊爾及大陸山西，輔導其義診與醫院提升計畫，更由於工作異動，蠟燭兩頭燒，匆匆半年一直未能撥冗執筆。

這屆齡退休已十餘年的老骨頭只好自己下海振筆疾書，完成了二十六個個案（含蔡維河撰寫者共二十七個案例）及其它論述，趕在今年（二〇一三）四月底前交稿，並依原計畫於十月出版，但書籍內容多係二人互動的結晶。蔡教授又提供了「專案管理」及「後續徵稿」兩段文字，也初試啼聲，完成了「尼泊爾義診記」個案。

我對於維河教授的合作與勤勉至表敬佩，感謝他與我合著「醫與醫院」，沒有他就沒有此書。

但文章小說，有以歌功頌德，花好月圓爲用心者，亦有以發掘陰暗，道出廣大社會悲情爲手法，冀能觸動善良反思，淨化心靈者；本書個案故事美醜併陳，美者醜者均純屬虛構，幸勿對號入座。

蔡維河：透過個案來說明實務管理情境，是一條教學上的捷徑。個人過去主要從事醫管實務工作，即使在專任教職期間亦然，而在課室教學時則常以實務案例來協助傳遞職場實務經驗，期待學生畢業後能熟悉職場特性，儘早順利適應。

衷心感謝韓揆教授主動邀集我一起完成本書。韓教授是我碩士論文的指導老師，畢業後偶有機會向韓教授報告近況，至轉任教職從事醫管實務教學後，倒增加了一些向韓教授請益醫管個案教學法的機會，順此機緣而有幸獲得與韓教授合作撰寫的機會。

撰寫過程的無數次討論，讓我對韓教授有關個案撰寫體裁的見解十分佩服，平鋪直敘地呈現醫管個案問題，已不符現代讀者的閱讀習性，更可能因而與正在（或未來將）擔任管理職務的醫療人員擦身而過，他們應該也是本書的主要讀者群。

壹、個案故事集

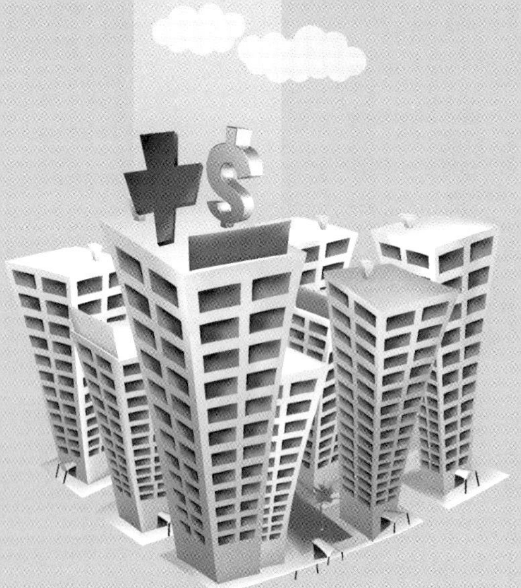

第一章 醫療體系軼聞

一 非醫非商？江鴻要去上海

醫生被企業老闆綁著賺錢，公立醫院自負盈虧，績效至上，跟著爛。我要去乾淨一點的地方執業

醫學院畢業三十年屆校友返校晚宴後，送完賓客，發起人，國新財團法人醫院院長江鴻邀約專程返台的同屆好友朱亮，澳洲雪梨大學社會學教授；季忠男，挪威中國餐館老闆三對夫婦在飯店明皇廳續二攤。不拘禮節坐定，點過飲料後，就天南地北開聊起來。

互相恭維事業有成，體位發福後，社會學者朱亮向江鴻說：數你最有成就，一千多床的國新綜合醫院美輪美奐，有權有錢，結交的都是達官貴人，替咱這一屆挺出一片天。

你只看到外表，箇中滋味誰知道？江說：我剛從上海回來，聽說大陸的女職工生孩子有法定的四個月產假，還多數在預產期前一兩個月就請事假「安胎」，怕坐公車、地鐵把胎兒擠掉或身子累壞。你看台北的女孩法定產假只有五十六天，往往在預產期的當天還搭公車、坐捷

運，再怎麼擠也不在意；大陸形容台商公司有一句順口溜：「把女人當男人用，男人當牲口用」。話是這樣說，但上海不同，已有國際都市水準，我到那邊三甲醫院當副院長也甘心。

中國文化落後台灣一大截，孔子說：「亂邦勿入」，你要自投羅網，頭殼壞了嗎？朱亮問。

我頭殼沒有壞，江鴻說：我在想是大陸亂還是台灣爛？他們文化落後，沒錯，但台灣文明得過了頭，窮奢極慾，人心淺薄，醫生被企業老闆綁著賺錢，公立醫院自負盈虧，績效第一，跟著爛。我要去乾淨一點的地方執業。

大陸的醫生臉難看，錢照賺，肥得流油，這叫乾淨？朱亮搖頭。

起碼他們都是公立，沒有商人利潤極大化的問題，醫生不必在自己賺錢之外，還要賣血汗，替老闆建立醫療王國。江鴻說。

我大學醫院退休後來國新，也好幾年了。江鴻繼續說：台灣財團法人醫院有的院長不管事，由企業派人管，有的則是院長責任制，像我。雖然待遇優厚，但也辛苦，尤其是幹了兩年才知道院長的責任其實是要為企業老闆賺錢，非醫非商，或亦醫亦商。

醫院為了永續經營，當然要賺錢，朱亮裝懂地說：即使歐美私立醫院，只靠社會捐款維持的也不多。

這是一個「程度」的問題呀！江調高了聲帶：外國是能維持營運就好，像非洲的獅子，餓了才獵食，我們則是多多益善，病人數也要不停地增加，跟企業的目標：利潤極大化，市占版圖擴張化沒有兩樣，簡直就是一個商業公司，不是醫療的聖地了。診治是手段，賺錢才是目的。院長與全體醫師員工一致，愛拼才會贏，贏錢。

那老闆為何要設醫院，醫療不是帶有慈善精神的公益事業嗎？朱問。

話是這樣說，但怎能擋得住老闆的貪得無厭，年年月月盯著業績數字熾熱發狂的神情呢？江苦著臉。

你們不是有全民健保總額支付制嗎？大家衝量，點數打折，利潤就反而少了？朱問。

你這是只知其一，不知其二，江答：台灣，或者說是中國民族性吧，就是要稱霸，高人一等，欲望永無止境。經濟不景氣的時候，老闆的眾多事業中醫院一支獨秀，平時則年年增加盈餘的quota，配額，要院長達成。你不衝量別人衝，點數少下來就用病人數、檢驗、手術及用藥量補回來。利潤越來越薄，但沙子越來越多，照樣堆起寶塔來，而醫生及員工就更要賣力幹，無薪加班。

你說「配額」？朱亮問：醫院營運也要講配額，太誇張了吧。

所謂配額就是老闆或院長年年都在想增加診療量，江答：具體表現就是財務或會計主管編定下年度預算時，業務好的醫院在預算書原則照例就是要增加下年度的住院人日，門診人次，手術人次等的預定數量或成數，以提高業績。

你又不是學商業或管理，那你怎樣達成業績目標呢？朱問。

這時朱、季兩位太太聽得枯燥乏味，江太太則頻頻點頭，其實是打瞌睡。朱、季太太說：你們繼續聊，我們難得回台，就到飯店的地下街shopping，買點便宜東西吧。又邀江太太一起，江太太則微笑搖頭。

朱、季太太走後，江調整了一下姿勢說：有醫管所畢業的幹部呀！就我所知醫管所其實也教醫療倫理及品質提升課程的，但管理學的宗旨是以效率爲手段，以達到機構目標爲志業；台灣的醫療機構普遍以營利且利潤極大化，市占極大化爲機構目標，員工也只有服從、獻身了，何況醫療的事行政人員插不上手，也不敢過問，只不過是一群賣命爲老闆賺錢的工具罷了。仔細想來，在這種環境下，醫師何嘗又不是？

朱亮有點驚訝：政府就不管嗎？歐、美不論是voluntary，公益性醫院或proprietary，私人醫院，甚至for-profit，營利性醫院獲利都有法定上限，資訊公開，甚至醫院醫生在醫院或醫療相關事業如藥廠、衛材公司投資，兼職都有利益迴避條款，法律監督嚴格，這樣醫生沒有醫德也要有倫理戒心了，台灣是怎樣的呢？

哈哈，差得遠；江答：老實說就算有這樣的規定，何況沒有，老闆還是會取巧、規避，只要他是一心要賺錢，極大化！舉例說吧，「醫療法」中財團法人醫院就有一專章，但施行細則補充不詳實，財政部一邊涼快，所有有關的官員又要保官位，又怕得罪業者、民意代表，一上了報就不得了，就盡往灰色地帶鑽了；每個醫院都有兩本帳，這樣的文化，怎奈何得了財大氣粗的財團呢？

醫生負擔這樣重，如何保持品質呢？朱問。

自由發揮，各憑良心吧！江答：一個門診三分鐘，病人心裡罵，但也習慣了。又如內視鏡切除腫瘤，大腸吻合等，醫生有時爲了搶時間，記掛著另一個病人排程，或開會甚麼的，就粗糙剝離組織，把粘膜剝傷了或吻合不周，造成瘻管滲透，後遺症就來了，有時心浮氣躁，失手，傷及其它器官，就再做一次手術補救，一律都是「併發症」，反正花的都是健保及病人的錢；病人無知，又沒有醫師團medical staff認眞、公正地監督，有甚麼辦法？台灣多數住院疾病的complication都比先進國家高，其來有自啊！

這時一直旁聽的季忠男插嘴道：難道就沒有人批評這些問題嗎？

批評有甚麼用，江嘆口氣：台灣靠中、小企業起家，個個都要出頭天，閉關自守，現在還綁在這一思想裡，一切講究快、多，不自律、不合作、靠累死賺錢；有甚麼樣的人民，就有甚麼樣的政府，但是我們快不過美國，多不過中國，怎麼辦！

季再發言：別盡是悲觀吧！台灣這幾十年在世界也混得不錯啦！而且台灣人熱情、友善、有些工業還執世界的牛耳呢，例如滑鼠、自行車等。曾是亞洲四小龍之首呢；醫療也常有輸出，幫助弱小國家。

那只是假象，一時的。文化不改，優勢快沒有了，江答：就是文化的不長進與制度的錯誤嘛！以制度來說吧，醫療體系，健康保險學美國，但是沒有美國人的細心，自律及責任感，四不像，倒楣的是病人。

那麼何不學英國公醫體制的澳洲？朱亮再發言：公立醫院、公立醫生好監督，計畫經濟，計畫醫療；一般疾病論人制，既照顧了民眾的健康，也避免資源濫用。

好是好，可是台灣民眾民主沒學到，卻學到了百般挑剔，只顧自己，「我最大」，江鴻說：像英國的看病等候排隊及不能自由地選大醫院、大醫師，不被民眾罵死才怪，台灣就醫的便利性，所謂Access極大化被譽爲「典範」，醫院也就全力拼這一塊，其它次要，民眾自由慣了，哪能再回頭？

「俗擱大碗」的心理的確要不得，季忠男點頭：我二十年前新到奧斯陸開餐館的時候看北歐人「慢活」的勁還真不習慣，商店甚至下午五點就打烊；後來過久了覺得他們人民知足常樂，不像日、中、台人民斤斤計較，打小算盤。他們的工業也不錯呀！多數都是附加值高的產品或服務；而挪威美麗的峽灣看了更讓人多活幾年。

可是工作收入一半繳了稅，平均百分之三、四十的個人所得稅也教人吃不消吧！江鴻說：還有，你說他們人民幸福，那一兩年前震驚世界的挪威兇手無辜殺害六、七十名青少年是怎麼回事？

那要問上帝爲甚麼也會造出這種人吧，季兩手一攤：其實那場屠殺案主角是受了「黎明升起：黑暗騎士」系列美國電影的影響；美國自食其果，也有好幾件屠殺案呀！

台灣有沒有國土規畫之類的法律，制止過度開發，保持人與自然環境的和諧？季對來台後接觸到的台東美麗灣，屏東悠活，清境農場一百三十五間旅社中，百分之九十七屬於違建，及雲嘉南超抽地下水，高鐵軌道下陷危機等新聞感到興趣、發問。

沒有，在可預見的將來也不會有，江沮喪地回答。

難道政府、國會就沒人管嗎？季追問。

誰管得了？前幾年花蓮要「開發」，建一條直通台北雙向的高速公路，美其名曰：「給東部人民一條安全回家的路」，輿論一邊倒地支持，政府與民間沒一個人敢反對、吭聲；民粹當道嘛，發財要緊，誰管甚麼環境、國土？江答。

就沒有仁人志士出來說話嗎？季不解地搖頭。

有呀！例如前衛生署長楊志良罵財政部不支持健保，又罵立、監院及媒體是台灣三大害，罵了沒用，當了幾年官就辭退。產官學都經歷過了，現在成爲快樂的名筆、名嘴，能有幾個人比得上他的膽識呀？政府要能繼續留住他，天下就太平了，但行政院可能就不太平了，哈。江淺笑了一下。

對了！朱亮想起剛開始談話時江鴻說要去上海的事，插嘴：你說去上海做副院長也甘心？

他們醫療水準快趕上我們了，江說：但是管理還差一截。三甲就是我們的醫學中心，他們要我去貢獻管理經驗，待遇及各種條件也滿誘人的。台灣不是有良心的醫生待得住的地方，我要另謀出路。

可是中國環境差，醫療亂，醫護人員又強勢傲慢。朱亮回想這次回台前去了一趟大陸，接觸到他們醫院的感受，說：而且同是中國人的醫院，你去也要爲他們賺錢，一樣要受上面的氣。

那不一樣，江說：他們是「公立醫院」，雖然也有業績配額，但不像台灣老闆這樣惡劣，貪得無厭。我辛苦了一輩子，不必再當甚麼院長，飽受壓力。

可是中國眞的很亂，紅包橫行，趕不上台灣，朱明堅持：你去會受罪的，同文同種，慢慢也會貪得無厭的。

所以我曾經提出條件，江鴻說：要我去的話，醫院年度收益預算或配額我要參與，不可無限擴張，沒想到他們竟也欣然同意了。畢竟都是同胞兄弟，而且十三億呀！我要去告訴他們台灣經驗，不要一味學美國，一開始就走偏了，造成醫生的無奈、鬱卒。

大陸似乎也覺悟了，季忠男插嘴：你看從鄧小平到習近平都宣布「中國絕不稱霸」，最近還要擴大內需、照顧民生，不知道能不能貫徹。

中國太複雜，恐怕很難貫徹，永遠趕不上歐、美。朱搖頭。

民主要服從多數，尊重少數，容忍歧見，這是胡適的話。季插嘴：台灣今天的問題就是總要別人聽他的話，都以爲自己是多數、主流，一個康芮輕颱造成南部大淹水，又引起地方與中央口水戰，自己沒錯，都是別人的錯。大家都不肯容忍歧見，施政小事都要無限上綱，人心浮動，島小眼小。

報章雜誌大部分精力在政治內鬥，又以大量篇幅報導哪些人在吵架，頭條登載哪些人得了「世界第一」的芝麻綠豆獎：這或許就是那些地域思想強烈的人想塑造的民族性格吧！而世界新聞報導則少之又少，目光如豆，看不見明天。季忠男意猶未盡。

唉，內有內亂，外有外患，中國不管稱不稱霸，美國照例是要圍堵與挑撥的，例如釣魚台，季忠男愈講愈激昂：以前台灣不滿大陸外交打壓，現在台灣與日本訂立了釣魚台漁業協定，又輪到大陸不滿。菲律賓、南海，兩岸利益相同，卻老死不相往來，台灣還要死抱美國大腿，做馬前卒，眞是可悲。

其實上海，江鴻想拉回到醫療議題……。

朱亮知道他想講甚麼，插嘴：我看你還是不要去吧，你會再度失望的；商……。

兩位太太拎著大包小包，快樂滿滿地回來了：你們眞有談興，但是我倆累了，要回房間休息。

那我們就結束吧，後會有期。三個男人站起來跟她們走。發覺少了一位，回頭一看，江太太頭擱在沙發上睡著了。

二 學會了賺錢、做官，然後呢？

台灣繼續爛下去，會成為獨立的沃土或統一的溫室？

林天生人如其名，一生好命，醫學院畢業後從CR，young VS，一路幹到衛生署長。但最近發生的事卻讓他面臨一生中最大的挫折及內心掙扎。

他中年去了美國，在大醫院做到科主任。十幾年前在一次從洛衫機到台北的華航頭等艙，湊巧與台灣大企業家徐文虎隔鄰而坐，一路聊個夠。

徐文虎之前在友情難卻下，勉強接下了南部一所虧損連年，四百床的綜合醫院，一直找不到適當的人照顧這一事業。談話中瞭解了林的背景，又見他善良、專業、有能力，就邀他回台接收該醫院，整頓賺錢。林本來也就有意返台依親，回去與太太商量後就做了決定。

四百床的醫院雖小，但問題依然一簍筐，林接任的第一年不但未見起色，反而擴大虧損。他去EMBA一年，學了一些財管知識，甚麼成本、效益、甚麼率甚麼率等，好聽不好用；最麻煩的是頭緒紛繁，不知從哪裡著手。

一次偶然機會與一位開醫管顧問公司的老同學長談，才瞭解在台灣做醫院院長不但要應付內、外人事，還要會賺錢，說難眞難，但把握了訣竅，說容易也容易。

經營醫院，他朋友說：首先要羅致有經驗、能應付病人的醫生，越多越好。其次就是「績效管理(performance management)，把甚麼成本中心，收益中心一股腦兒併入績效單位，把醫療部門依科及單元，如內、外科，ICU，各病房護理站等，畫成一格一格，個別醫生也各是一格，前者是部門績效，後者是個人績效(individual performance)，以physician profile即醫師檔案來操作，利用人類自私、貪婪及好勝(利與名)的根性，找有企圖心的醫生做科主任及單元主管，明裡暗裡比較、刺激(美其名爲「激勵」，motivation)，讓部門及醫生自我競爭：招徠病人、多看病、多作檢驗檢查、多手術，多開藥，「以量取勝」。院長只要有一群效率高強的管理中心幕僚，運用這些手段，另加開源節流，精簡用人，近似血汗團隊，就可以高枕無憂了。

林頓悟後依照實行，果然三年後就將醫院發展成南部著名的醫學中心。又感謝健保之賜，例如百分之九十以上的穩定收入，不必擔心壞帳；診療單價及醫師費也都統一規定了，不像美國醫院要爲這些事挖空心思(事)吸引病人，互相競爭，沒完沒了。他想：健保罵歸罵，其實對醫院也大有好處。

院務有成，不久又轉任醫學院教授。

中央政府改朝換代，徐文虎意識型態支持新政府有功，就順利推薦林天生當了衛生署長，這對林又是一項挑戰。

他秉持公平任事，努力不懈的精神及不收有問題或來路不明的錢，一切平安。但最難應付的是立法委員及上級官員、部會首長等：爲病人就醫打招呼，甚至要他勉爲其難做一些特權、不合理的事，偶然也不著痕跡地推薦廠商或低階人事。好在他已逐漸學會了，在無傷大雅，無明顯違法或過於違反公平正義的狀況下盡量滿足他們，就像孔子說的「勿得罪巨室」；太過分的事，辦不到，就親自委婉說明，道歉。反正衛生署主管的是醫人救人善事，又不涉藍、綠，一路平順。

但天下竟有這種事！一位與當朝關係更良好的臨床大教授一直想做政務官，而且指定就是要衛生署。利用報載醫療體系的一些正常小過錯，密集遊說當今（就是以前的「皇上」，或稱「今上」），要取而代之。

上面考慮，林天生並無過錯且政事平順，把他換掉說不過去。但這位大教授也頗有來頭，有名氣，又有金援。好吧！林也幹了兩、三年了，換掉也無妨，只是徐文虎勢力仍在，不要輕易得罪，於是派人向林提出下列出路，供他選擇：

・勞委會主委正出缺，可以派他擔任，將來衛生福利部成立，部長一職也可以考慮。但爲了對黨內交待，他最好入黨（林現無黨籍）。

・政府近將出資支援民間再成立一間生技公司，如願意從商，可推薦爲董事長。

・北、中、南三個榮民總醫院院長，由他挑選。

・或以個人健康爲由辭職，政務官優退，聘爲資政。

林天生頗爲意外，馬上就回說我是醫生，不懂勞工。但協調的人說，上面講過，醫生也是勞工，沒甚麼不妥，政務官之任用猶如司令官，參謀總長等高階職位之任用，不限兵種。行政倫理「上面說了算」，當今既已傳達，表示決心已定，難以挽回。

林暗自悲嘆這位子來得順利，去也突然，「趙孟之所貴者，趙孟亦能賤之」。在學會了當院長賺錢與署長做事之後，他常想起做醫生的初衷，不就是要濟世救人嗎?!做醫生救人有限，但做署長多少能救救體制，讓國家醫療環境從根本改善。

他並沒有大志要「救國救民」。幾十年的不公不義，制度不良，那是社會結構問題，要靠文化或國家領導人去改革。但前者少則要數十年，甚至幾個世代，雖然在過程中，多少無辜或弱勢人民遭了殃，也總是無奈；後者則「五百年才能出一天子星」，五百年才有一個歷史人物出現，他算老幾?絕大多數的政治領袖都不碰結構問題，「有例不可減，無例不可添」（例也是利益的利）；都只有「拋炸彈」：炸彈傳到手在引信未燒完前趕緊拋給別人，拖完任期，留給下一任。不出事就會博得令名，全民愛戴。

哪像那個笨上加笨的馬英九、有理想、有遠見卻缺乏政治手腕（spoil system），搞甚麼油電雙、補充保費、實價登錄、證交稅、年金翻修、中央政府組織再造等等，這些積了幾十年都無解的政事，要「拆炸彈」；雖然可能有益後代，但既得利益受損是可忍孰不可忍？當下就引起了一缸子黨幹軍公教的憤怒，首先發難開罵，一些經濟情況比公務員差，平常就妒羨在心的勞工百姓見了也就跟著漫罵，甚麼不如意的事都怪罪總統無能(是呀，「萬方有罪，罪在朕恭」！)，成爲全民運動與時尚，沒有人敢挺他，民調滿意度只剩百分之十三，倫敦《經濟學人》評他爲bumbler。

但台大教授石之瑜卻認爲馬英九的「無能」是政治扮演。林天生細思此話的涵義：的確，台灣民衆陷入國族認同的泥淖，喜歡偏聽偏信，上位者任何正反鮮明的立場或宣示、話語，都會被一群有心人操弄扭曲，硬拗成爲負面題材，作爲激化社會及官民對抗的引信，讓台灣繼續淌血。這些人群中當然也有仁人志士，應予尊重，但更多是一心要弄亂台灣，從中撈好處者。形勢比人強，他只有忍辱負重，寧願低頭做弱勢與強勢族群雙方的出氣筒，只要能作實事。如外交休兵，ECFA，服貿等，期待「爲萬世開太平」。

這樣的政治扮演很可憐，又造成人心沉悶，但似乎也有收穫：促使民主基石的公民運動蓬勃發展(「扒糞」先行，例如砍肥貓，砍特權)，而社會及經濟大致平穩，這就是當前台灣需要的吧！不是嗎？七、八年前他在台北市長任內力阻百萬紅衫軍衝闖不同政黨的總統府，藍營氣炸、綠營偷笑，最近二十五萬白衫軍在凱道示威抗議軍中蔑視人權，不都是和平落幕嗎？圖謀激化對立，自己撈好處者失據，大規模動亂熄火，血只流在立法院。唉！但願台灣能早早建立類似北歐國家的「公民意識」，不要淪於阿拉伯的甚麼花甚麼春之境。

分明一個關說司法個案的事件，「馬失前蹄」，變成「九月政爭」，「正義之士愈來愈謙虛，謀略之徒愈來愈喧鬧」（曾文正公語），多數民眾則冷眼旁觀。更有趣的是「宅神」朱學恆在西門町隨機對二十八位青年做訪問，製成微電影PO網，萬人點閱。受訪者很多人不知道王金平是誰，也有人問：甚麼政爭？是連勝文死了嗎？有的以爲是王金平替柯文哲關說。年輕人政治冷、冷、冷感的程度，令人擔憂。

大是大非充耳不聞，唇焦舌憊又有何用？林天生不解地暗思：其實主張獨立建國的人可能更要感謝馬英九，台灣繼續爛下去，遲早就會變成菲律賓、希臘，會成爲獨立的沃土或統一的溫室？

算了，想那些幹嘛!?還是想想自己的事吧！林天生來衛生署時就已立定決心，只要作兩件事，就對得起自己，此生無憾了。第一是嚴格規範醫療財團法人，聯絡財政部、法務部等建立醫院詳實、透明的財務收支資料，讓健保及社會取得有利位置，徹底解決醫院過度商業化，誤國誤民的趨勢。「商業使世界文明，使人類墮落」，商品化是全球趨勢，醫院也免不了，未可厚非，要遏制的是使它「利潤極大化」的企業老闆或少數醫師。

第二就是建立醫生自律機制，改變醫事團體，醫業（尤其是醫師）公會只重聯誼，只爲個別職業爭權益的歪風。用社會輿論及行政或立法手段，改善醫病糾紛及醫事評審委員只顧自己做好人，讓上面(所謂體制)做壞人的風氣。他在上任之時即開始佈置，起用幹部、溝通意見、建立資料，眼前就要推出具體方案。未想到一夜之間豬羊變色。

他爲了實現抱負，仍找了徐文虎及其他人，結果發覺那位教授與當朝的關係是銅牆鐵壁一塊，已不可挽回。

他忽然又想起，接任署長後，行政院邵院長第一次召見，秘書轉達後他走進辦公室，邵院長故意低頭看公文，讓他站在桌前近十分鐘，才抬頭說：請坐。開始談公事。

他又憶起邵院長再次當選縣長時，爲了廣納賢才，透過同班同學縣衛生局長邀請他到官邸晚餐，他本已答應了，未料晚餐前一天，邵的女秘書打電話來，用冰冷的聲調說：林教授，明天的晚宴請你準時來，不要遲到喔！林大感意外，也冰冷的回答：我沒空。

喝！民主官架勢不比蔣介石小喔！他想：不幹也好，維持讀書人、醫生尊嚴。

傷心即將「人去政息」之際，忽然想起中研院教授張笠雲一次閒聊時，邀請他退休後接掌她所創立的「醫療改革基金會」，當時只是過耳不聞，現在看起來也可以是一個選項吧！

事已如此，還是趕快告知老婆爲宜。

老婆說：既已無法挽回，就要考慮後路。但從商她反對，你看王永慶，當初對外一再講事業要傳賢不傳子，但後來怎樣了？徐文虎也是這樣，龐大家業也是由後代接班，以前口口聲聲器重你的經營才幹，少不了你，但了不起也就是家臣罷了；至於公營企業就更難掌握了，老闆多，還要晝夜忙個不停，創業維艱，她何必一起過苦日子?!

醫學中心院長有甚麼好當，你不也做過了嗎？在中南部甚至比別人都還有名氣。

榮醫？你年紀輕輕，不過五十多歲，幹了署長又回鍋，哪能這樣沒志氣？

老婆說，她是官宦世家出身，從小習慣排場，高朋滿座，送往迎來的感覺。所以就接勞委會吧！入黨又有甚麼了不起?!

林天生自從做主治醫師後，一直也過著優渥的生活。作了署長，老婆大人在心理上及人際關係上(貴婦團)更加獲得滿足，但他自己則比較看得透人生，不重物質生活與虛榮。人說根據研究，女人買了一個LV皮包平均只快樂了三秒鐘，又要找其他的東西追求繼續滿足，永無止境，搞不好就遭天譴。

雖然以他的能耐及健康繼續爲官並不吃力：例如江宜樺身體比他差，但一路做了經建會主委、內政部長、行政院副院長、院長，可能還要更上層樓。他在潛力上不比江差，但也聽說江一直不願做官，是爲了江湖情義才「撩落去」，而「當今」與他林某有江湖情義嗎？

回任醫學中心院長有甚麼不好？院長結交的都是達官貴人、工商鉅子，他們爲了看病還要巴結院長呢！做院長老婆照樣是官夫人，遊走於貴婦團裡，排場、際遇一樣不少。

林芳郁、侯勝茂不是一樣再任北榮及新光醫院嗎？北榮院長一直有小金庫，錢好用得很，現在雖然可能沒有了，但病床數二千三百，是公立醫院最大的。新光院長傳統不太管事，常被部屬安排去打高爾夫球，由企業派副院長經營，也樂得輕鬆啊！

有政治實力的張博雅選上了嘉義市長又做中選會主委。民間企業也不錯，詹啓賢做了國光生技董事長。涂醒哲醫生忠黨愛國，卸任後又獲派爲不分區立法委員，任何場合，一有機會發言就先數落馬英九幾句，有特色呀！

多年前台北市副市長歐晉德堅不接受提名競選台北市長（那時情勢幾乎是躺著選也贏），後來做了高鐵董事長及智慧卡（悠遊卡）公司董事長，對國家貢獻很大，受到社會尊重，異業發展一樣有成。

即使是楊志良，不官不商，回到學校教書，不僅繼續作育英才，也遊走兩岸，促進世代和平，若有所成，其功德將猶勝於所有卸任署長。

雖然老婆極力要他從政，位置愈高愈好，但他從一聽到要他換跑道，一開始就感到寒心。徒有醫國之抱負，沒有舞台又能怎樣？他甚至想仿傚古人范蠡，扶助勾踐復國後便辭退所有官職，帶巧施美人計成功的老婆西施雲遊四海，隱於林泉，但他的情勢可能嗎？

想到老婆他更猶豫難決。老婆只有好虛榮這一毛病，但也絕非完全不能溝通。畢竟老夫老妻了，要互相照顧、體諒，能滿足她的小願望也給他自己快樂，自許爲男人氣概，歐洲中世紀的騎士精神。

但人事案延宕近月，當今甚爲不耐，派員轉達上意，要求林在三天內就衆多出路中擇一答覆，否則就自行宣布任免，聘林爲資政。

怎樣辦？他決定找老朋友商量。

三 龍頭醫院大暴走──制度責任與個人責任糾纏不清

掌握權力、職位的人是不是制度的一部分？

二〇一一年六月，被譽爲台灣龍頭醫院的大台醫院將一名腦死捐贈者的臟器移植到四位病人身上（共五個臟器，另一被移植到大成醫院一位病人身上），手術成功，但隨後即發現捐贈者爲愛滋病帶原者，而受移植者也可能感染到愛滋病。

事後查證，在前置作業中檢驗師查出捐贈者血液中的肝炎·梅毒反應均爲陰性（non-reactive），但愛滋病毒（HIV）則爲陽性（reactive），循例以電話告知移植協調師。可能是檢驗師講錯，也可能是移植協調師在連聽兩個「non-」後發生印象殘留，把reactive也聽成non-reactive，（也許她還有不要浪費器官，造福病人的基本盼望），因而通知醫師檢驗結果俱爲陰性，可以進行移植。等到移植後，醫師看了檢驗師的書面報告，才發現闖了大禍。

消息揭露後輿論大嘩，喧騰國際，一陣撻伐聲中，醫院器官召募小組召集人何溫澤教授首當其衝。醫院爲究責及反映輿論，迅速免除何教授召集人職務。衛生署署長及醫事處長（俱爲資深醫師）以大台醫院未將移植作業列入醫院行政管理，有明顯疏失，表示應依醫師法處以五十萬元罰款，何溫澤未善盡報告判讀及主管責任，應處停業一月至一年或更嚴厲處分。

但主管執行的台北市政府經醫師懲戒委員會討論卻未對衛生署移送之九人做任何懲戒，認爲係制度缺失，不應由個人負責。後來，二〇一二年八月，監察院以大台醫院器捐移植人數不多，何醫師竟未依醫師法親自檢視血液報告做診斷，且授權不合醫院規定之人員（協調師）登錄結果及啓動移植程序，何醫師未盡主管監督之責，違法失職事證明確重大，且堅不認錯，完全置身事外，決議彈劾。

何溫澤(他的名言是：蚊子、蟑螂、國民黨)雖承認「這爛制度是我設計的」以及「願意辭去大台醫院召集人身分，反正我有很多職務可以砍」，但對於各項指責則一概反駁，並引申一些有關問題，大意如下：

1基層出錯是結構性問題，制度上出錯，不應處罰個人，包括他自己及兩個小女生：「系統跑過五千次，他們想要怎樣（指監察院）？」且主查監委是護理背景出身，未必了解醫療專業，「大家都只想保官位，如何計算別人，台灣社會無法自覺反省，建立互信，離眞正的文明社會還遠呢！」

2大台醫院要檢討，難道衛生署不需要檢討嗎？器官捐贈中心董事長由衛生署副署長擔任，成立九年換了十個人，老闆一直換人，這家公司要怎樣運作？

3台灣器官移植醫院有十家，但捐贈器官者少，一有捐贈大家搶。依登錄中心規定，器官移植必須排序，曾看過醫院醫護人員得知院內器官捐贈者能移植的器官被分配至其他醫院，居然擺爛，連抗生素都不給用。因此與其努力勸募器官捐獻，不如顧好樁腳醫院（例如恩主公醫院），就能順利拿到移植器官。

4器官移植登錄錯誤事件應比照飛安調查。飛安事件調查時，爲鼓勵機師說眞話，查明事故原因，都讓機師除罪，但現在各界一味要求究責，一定會有人因此說謊，無助於解決問題。

社會輿論方面則類多強調制度缺失，舉出IOM二〇〇〇年病安指引：「人皆會犯錯」，檢討制度缺失更爲重要。何溫澤一直是醫療模範生，模範生犯錯要罰嗎？又因他一貫直言快語，言人所未言，媒體喜愛，多傾向不應該究其責任。當然，始作俑者檢驗師、協調師更不必處罰（事實上也未受到處罰）。民進黨立委更認爲監院彈劾爲政治打壓，事件之發生並非醫師個人廢弛職務所致，且何醫師曾針對器官捐贈業務外包衍生問題多次提出改革建言，均未獲改善，監察院應糾正肩負整合與協調責任的衛生署才對。

有趣的是：總部設在美國的國際醫院聯合評鑑公司(Joint Committee International, JCI)因爲大台醫院前一年才經該公司評鑑合格，一瞬間卻捅出如此紕漏，認爲是奇恥大辱，顏面盡失，就不收任何費用，主動再派四位專家飛來大台醫院，於上飛機時才通知要再來評鑑該院的移植作業。第二天人就到了，大台醫院措手不及，在開刀房被發現該公司所定標準作業程序協議(protocol)：於執行手術一切就緒前應來一次time out(暫停)，再檢視病安措施之完整性表格，竟發現少了一項「有無感染問題」，就立即補上，連同其他發現之缺失一一要求，否則下次評鑑(兩年後)就絕不讓通過，云云。

套一句烏龍除罪案後何溫澤說的話：究竟是我要感謝顏清標，還是顏清標要感謝我？這個政府不是太狡詐，就是太笨，算了，我已經很習慣這個國家了啦！

他又說：若法律認眞查起來，我後半輩子就要在牢裡過。

二〇一二年八月，司法院公懲會決議何降二級改敘，何的醫生配偶(何說：管不了她！)趁何出國召開記者會爲何申冤，又說要控告大台醫院僞造文書，媒體連日大幅報導，恨不得變成另一個八卦。

四 尼泊爾義診記

光有好心成不了事

歷險歸來

從尼泊爾回來的班機在清早八點左右，抵達了桃園國際機場。一一送別了此番招募來自二家醫院的醫療團義工，也把六個生病的幹部安排妥當，各自護送回家，陳總召帶著一身疲憊，跟隨林執行長搭上回基金會的公務車。報告執行長，陳總召輕聲地說：剛剛差點被留在機場，紅外線偵測到我發燒，疾管局的人用耳溫槍量出三十七點八度，還告誡說：若超過三十八度，就要留置在醫院隔離檢疫，確定無礙才能放行……。

林執行長上車後一直低頭不語，這時回過頭看了一下，開口說：啊！終究你也累出病來了，這下子「全倒」了。轉過頭去，嘆了口氣說：空有善心善款，畢竟還是非常不夠的。眼眶裡顯然泛著些許淚光，映在桃園旭光下，顯得格外晶瑩。

回想起這一趟尼泊爾義診行程，林執行長心頭從一開始就壓著一塊沉重大石。慈愛基金會自二〇〇〇年起投入尼泊爾「磐石計畫」，針對尼國偏遠社區提供慈善服務，包括貧童助學金、大專志工文化交流、校舍義築，及衛生醫療服務。此次，陳總召曾幾次帶領大專志工團都順利平安，但還沒有義診團經驗，爲此還事前專程拜訪慈濟仁醫會，敦請經驗豐富的吳總務過來幫忙，而吳也承諾盡力傳承，培養基金會幹部獨力辦理的能力……。

行前會議

經歷了醫護志工招募、醫藥衛材募集、預算款項籌募、尼國協辦團隊聯繫與確認等事項。吳總務在過程中盡可能地分享經驗，大、小幹部們也就還算順利地完成了主要準備工作。此外，米蘭是尼泊爾當地協辦團隊的負責人，針對義診地點建議、當地人員招募、相關程序辦理、場勘及食宿安排等提供協助。

轉眼間出團日期已近，陳總召協同吳總務及其他幹部，圍坐在會議室商討尼國義診細部行程。陳領隊依會議資料說明了每日作息規畫，但幹部們都一樣沒有義診團經驗，一時間對該項行程計畫並無異議。這時，吳總務根據多年經驗，詳實且直接地提出了許多修正及補充意見，等於改寫了陳領隊事先的全盤規畫。

吳說：大量團隊物資通關上機是一項大考驗，裝箱打包要先訂規則。箱外必有清單，醫療用品設備優先但水劑除外，生活用品第二，但當地可取得者除外，乾糧、泡麵生活補充物資第三，且可以少但一定不能沒有……。我們要趕快確認哪些要帶哪些不帶？趕快分類、寫清單、打包，並控制總重量……。

吳繼續說：出國援助他人貴在自我照顧，才能依願助人。團隊成員在服務地區的飲食以素食、熟食為佳，飲水必定燒開，且一定要多喝水。行前一定要交代清楚，水壺一定要叫當地團隊準備，當地伙食準備要規畫專人監督……。

還有，吳繼續說：龐大醫療物資存放及診療流程，每到義診新地點，必先依現場狀況重新確認及修正，並立即發動全員齊力搬運佈置，以期一小時內正式展開醫療服務，此後全員才依現場修正分派的角色努力執行任務，重大問題須立即反應，最慢每一診次結束就要馬上開會檢討……。我們沒有規畫勤前、勤後會議，也沒有緊急應變指揮系統……。

更重要的是，吳再說：生活組每天要確認團隊成員的飲食情形及健康，任何人不舒服或生病，都要了解清楚，一定要照顧好已經生病的人，更要避免別人再生病……。生活組的組長你一定要想好這件事啦……。

吳還想再說，陳領隊臉色鐵青地制止，問說：這麼多事都沒事先講，怎麼知道要做？吳回答：所以執行長才叫我來幫你們呀，你們事先都不找我問，我哪有辦法通通先講給你們聽，沒先想到就沒辦法啊。你們真的都比較沒有經驗，態度要積極一點嘛！吳透露出些許的無奈。

陳總召一面看著缺三少四的行程規畫，一面心裡想著：這一個多月來，拼了老命籌備行程，的確沒先找吳總務請教、商量，更別說事先把幹部們依任務分工分頭籌畫，都只等著我指派工作，才知道做甚麼，實在太累人了。可是出團在即，一時之間怎麼可能把該做的都做好呢？而且每個人都有手上的事在忙，哪有辦法叫大家先擱下？怎麼辦？

吳建議說：這樣好了啦，趁還有一天半的時間，我陪大家一起加班，趕快把該做的事都做完吧，你們不懂就來問我。

陳總召順勢要求大家今天都留下來加班，直到工作完成。幹部們竊竊私語，生活組王組長是位新媽媽，預定下班去幼兒園接小孩，然後藉先生車順便買旅行箱，以及出團用的蚊帳和防蚊液。文宣組秀麗正準備把做好的行前通知發送給包括基金會以外的所有出團成員，這下不只要加班重做，還要跟大家一起做其他事，怎麼可能？國際組采晴心想該聯繫準備的事竟缺那麼多，這下尼泊爾那邊的人要跳腳了，得趕快處理才好，我可真的沒時間陪你們做其他的了……。

出團

集合時間剛到，機場報到櫃檯已經擠滿了義診團員，儘管連續兩天熬夜趕辦，所有幹部仍懷著興奮心情，總召在點名、介紹外募醫護義工、收取護照之後，來到經濟艙櫃檯準備集體報到、領取登機證，以及行李過磅。

櫃檯人員和善地說：先生，對不起喔，團體共十八人，行李總重量超過容許額度二百公斤了，必須麻煩你協調減少，以維飛航安全。

陳總召一時傻了眼，焦躁地回答說：不行呀！我可以付錢增加容量嗎？

櫃檯人員再次和善地回答：對不起啦，這航班客滿，行李量已達上限，必須麻煩你盡量協調減少，以維飛航安全。

陳總召更急了：可是這些都是必要的呀，無論如何這些一定要帶去，求求你好不好？實在是沒辦法，請你原諒。櫃檯人員回答。

吳總務在一旁觀察，見狀趕緊向前，對著櫃檯說：對不起啦，我們這些物資都是勸募來的義診藥材，真的很重要。可不可以把超重部分分散在團員個人行李限重範圍內，再超過的部份由團員依手提上機行李限制處理。實在很抱歉，但真的必須盡量帶去，要不然就喪失千里迢迢去人道援助了呀！千萬拜託。

終於在用了八個預先備好的小型空旅行箱分裝，由基金會幹部七人及吳總務手提上機外，最後二十五公斤也在櫃檯人員睜一眼閉一眼協助下，僥倖全數上機了。陳總召鬆了一口氣。

前進偏鄉

經過了一整天的轉機飛航，夜間十點抵達了加德滿都，在繁複出關手續後，過了午夜才終於來到住宿地點。簡單分配房間後，約定隔日七點早餐。

一早起來，才發現原來昨夜投宿在佛學院兼營的旅店，尼國靠著喜馬拉雅山及廣大野生叢林等，觀光旅遊是國家重要產業。不過，整體而言公共建設落後，民生窮困，天然災害頻傳，國民平均壽命不到六十七歲。

義診地點距加德滿都還有八小時車程。第二天吃過早餐，一行人分兩車，前導佈置人員及物資先行，第二車人員則預定在完成醫師當地執業許可審查後拉車跟進。

米蘭一早接獲通知，預先申請的審查面談，臨時延後至下午兩點舉行。第二車人員只得就近市區觀光消磨時間，下午依時報到，又焦急苦等一小時後開始面談。尼國衛生官員關心的是：此次義診資源是否來自本地？當確定來自台灣及國際捐贈，便在官樣歡迎詞後結束審查。歷時只有十分鐘，但義診團行程已較預期時間延後六小時了，馬上開車上路吧！

車行加速開離加德滿都，一路上塵土飛揚，喇叭聲此起彼落。窗外景象逐漸地從市囂轉換成山林，心情也漸漸隨著自然綠意而沉靜了下來。

忽然間車子停了下來，舉頭一望，前後車輛人員早已下車閒聊及伸展筋骨，車外竟還有小販頭頂一籃點心叫賣，一副稀鬆平常模樣。再往山林遠處望去，彎曲綿延的山路早已停滿了各式車輛及下車人群，好不熱鬧。這怎麼回事？米蘭詢問後回來說：前方十二公里處卡車車禍，橫堵路面無法通行，須待重機排除後才能開通，估計要等三個小時。

瞎咪！那我們幾點才會到達奇旺？陳總召著急地問。

米蘭回答：應該在凌晨一點左右吧！

天啊！初次帶團來到陌生國度，竟然要在深夜裡拉車到凌晨，這太恐怖了吧！車裡一群平常出入優渥的醫生護士們，哪受得了？陳總召急電，向先遣的林執行長報告行蹤，林執行長一度沉默後果斷回答：請依行進狀況，決定是否先在途中小鎮旅社過夜，不要冒險長拉夜車。

米蘭收到指令後，急向陳總召說明：夜間行車在尼國司空見慣，不必驚慌，而且途經的國家公園管制區域已完成申請，若改隔日前往則需重新申請，恐會影響明日義診。力勸陳總召應繼續趕路。

陳總召急問：在野地叢林夜間行車，會不會遇到動物出沒？米蘭答：這你放心，動物遠遠看車燈聽到車聲就嚇得躲起來了，不會跑到馬路上來。那是中小型動物啊，若遇到犀牛或大象，怎麼辦？陳總召追問。米蘭稍微遲疑一下，回說：應該不會這麼倒楣吧！我出生以來還沒遇過哩，千萬不要說出來害大家擔心啦。陳總召儘管心裡擔心，也實在害怕誤了行程，只得同意繼續趕路了。

夜色逐漸降臨，車子繼續行進在叢林中。抬頭望去，滿天星斗，清晰透亮，美不勝收。車上有人打開新型手機的星座圖，對照著天空群星：這是獵戶座，腰帶在這邊，那是小熊星座，北斗七星在那裡……。陳總召一語不發，緊盯著窗外遠處，深怕看到……。

終於，凌晨二點三十五分，車子抵達目的地。一陣混亂下，摸著黑，先遣人員拿著手電筒，快速地把大家一一引導到住宿地點分配好床位，回頭叮囑：趕快休息，明天行程很緊。

原來開幕儀式才是重點

清晨，天還沒全亮，一聲長長的喇叭聲，提醒村裡學生上學時間到，順便也把團員都叫醒了。

睜開眼睛仍看不清周遭，只知沒「電」，扭開了手電筒，一個閣樓房間塞了三張單人床，睡了三個人，床與床間寬度只容一人；隔壁一樣的狹窄木頭床上鋪著尼泊爾傳統圖案的布床墊，也躺了四個人，再過去又是一個房間，又睡了三個人。昨夜一路舟車疲憊，未及多看一眼就關了燈，總算躺了二小時吧，一早才發現所謂的旅店，竟是民宅，狹小空間裡硬是塞進了十個男人，而旅店主人全家則集中到一樓房間擠著睡，把較好的房間讓給客人。八個女生們睡在另一間「民宿」，也是床床相鄰，鼾聲相連。

天色漸亮，團員們漸漸起了床，帶著盥洗用具來到了水井邊，一旁是簡陋公廁，另一旁則是牛棚、牛糞池，及稻草堆，除了團員，還有一位村婦一邊擠著牛奶，一邊禮貌道早。壓幾下汲水器，混著空氣臭味和地下水怪味，簡單地完成每天要做的第一件事。

用過早餐，大夥兒步行到了義診場地，開始七嘴八舌討論著診療程序及場地分配，卻不見陳總召來指揮調度。同時一旁正搭起大型彩色布棚，聽說是義診開始前會有開幕儀式，當地一大群人正你一言我一語地討論著、佈置著。

吳總務眼看著義診時間逐漸逼近，又不見陳總召現場指揮，趕緊放下手中正測試空壓機的工作，匆忙跑到大家面前協調開診相關事宜，分配好等候排隊、掛號、檢傷、候診、診間、藥局，及物資庫房等區域，大夥兒則自動依照安排各自幫忙，搬藥材、抬桌椅、圍動線，最後取出應診器材物品，不一會兒功夫已經把義診場地佈置了起來。

操場邊來了一大群等候看診的民衆，至少三百多人吧，站在太陽底下靜靜等候著。人群中混雜幾位穿迷彩服的義警，手持竹竿維持現場秩序。

似乎一切佈置妥當了，只等開幕儀式結束，就可以開始期待中的醫療服務。地方上有名望的人穿著華服陸續抵達典禮場地就座完畢，怎知左等右等仍遲遲未能開始，原來在等候在地基金會主席蒞臨開幕大典，而這位大人物近日正忙著大選，據說可能成爲下一任尼國總理，地方人士未敢怠慢，但足足等了一個多小時仍不見人影，幕僚才電話請示後方知無法分身前來，典禮只得匆匆趕快進行。

醫療隊是座上嘉賓，一道道典禮程序持續進行著，地方名人一一上台感謝台灣的友好，祝福義診服務順利，順便慷慨激昂地演說一番，接著當地少女爲嘉賓獻上哈達、塗上祈福蔻丹、戴上鮮花花環，又送上一道期待你用手抓著吃的咖哩生菜點心，再來上一段由校長女兒精心準備的祈福歌舞，最後全體合唱尼國國歌……。

典禮終於在一個半小時後結束，上午義診到十一點才眞正展開，而烈日下候診的民衆卻始終靜心等待，水也沒有喝上一口。更有趣的是，義診團裡竟然沒有任何人事先知道場面竟會是這樣。座上醫護貴賓個個感動至極，但林執行長卻非常不諒解地責備米蘭：不是講過開幕只要半小時嗎？怎麼可以浪費我們的時間來搞這一場完全沒有意義的大拜拜？米蘭小聲爲難地答：事前我實在已經盡力溝通了，但這是民情啊！

異國的醫療服務

連續四天的義診行程在開幕儀式後迅速展開，儘管大夥兒昨天的疲累沒能充分恢復，但看到村民殷切的期待，都精神抖擻地盡力提供有限服務給這群資源不足的偏鄉窮困民眾。

第一天上午義診服務了三百餘人次，到下午一點才吃午餐，下午又來了五百多人，一直看到傍晚六點才結束。

醫護人員的辛勞可想而知，晚餐之後，陳總召站出來詢問今天工作是否順利？大夥兒無來由地各自講了一些感人事項，草草結束了會報。忽然有人問：去哪裡洗澡？生活組王組長訝異地回說：對耶！我都找不到浴室。吳總務笑著趕緊補充說：各位辛苦一天了，炎夏裡洗個澡算是一種享受，已經幫大家在水井邊圍了塑膠布，大家可以在那裡洗澡；另外這裡有蚊帳，稍晚我會逐一協助各位把蚊帳掛好，在這裡一定要掛蚊帳睡覺喔！

黃藥師分配睡在女舍裡，但硬如地板的木床及難以確定是否乾淨的舖巾，讓他夜裡不敢躺下睡覺，只能坐床上趴著行李箱休息，根本無法深睡，累積的疲勞沒能得到紓解，直到天亮。

隔日上午義診來了四百多人，地方頭人應是依日期安排周邊村里民衆分別來就診，幾乎全村的大人、小孩，及老人們全都來了。他們並不全都是因爲生病來看醫生，更可能是爲了把日常可能遇到的醫療問題，趁這次難得機會把一年內要用的藥，都先盡量拿一些備用吧！

下午預定看診時間已到，操場邊已聚集了一群民衆。忽然，黃藥師大聲嚷了一句：藥不夠了喔！明後兩天還要看，趕快決定下午要看幾個，那一大群人至少三、四百個，全看藥會不夠。

陳總召正在外頭跟米蘭討論當地義工安排，並督促她趕快傳達。這時助理趕來向陳總召報告了黃藥師的提醒，趕緊進到藥局請教。黃藥師有氣無力地說：你趕快決定下午要看幾個，全看藥不夠了。陳總召哪裡知道藥品耗用情形，又怎麼決定要看幾個？這下難倒他了。米蘭這時候也走進來回報方才交代事項，陳總召把黃藥師的提醒說給米蘭聽，米蘭急答道：怎麼會這樣？村民們都來了怎麼可以不看？黃藥師又補上一句：那明後天藥不夠我不管喔！陳總召跟米蘭七嘴八舌討論著，不知如何是好，而牆上時鐘指著已超過一點半了。

吳總務剛好進來看水燒開了沒，一聽之下，立刻對陳總召說：你趕快去請二位陳醫師來開會，千萬不要拖，已經超過預定開診時間，民衆既然來了也要看完，遲遲不開診會混亂，這裡民情我們不了解，混亂怕會一發不可收拾。

陳總召依指示趕快請來陳醫師與黃藥師討論，馬上做出決定：立即看診，看完爲止，樽節用藥，不夠時盡可能當地採購補充。

一陣慌亂終於停止，但黃藥師怎麼這時候才說呢？吃午餐時還去問他要了一顆頭痛藥哩。陳總召一臉疑惑地自言自語。

義診第三天，團隊推進到更偏遠的社區。吳總務依然帶隊提早出發前去佈置，一路上車子再次開進原始叢林，經過幾處軍哨管制站，顛簸了一個半小時後到達目的地。

醫護人員在上午九點左右抵達，經過簡單說明後人員各自就位準備開診。生活組王組長跑來找陳總召說：昨晚牙科助理上吐下瀉，一夜沒睡好，剛才在車上說有點冷，看起來發燒了。她今天的工作可能要找人頂替。眞的？她的工作可不是每個人都有辦法替代，我去找看看哪位護士小姐可以幫忙？陳答著走了出去。路上遇到了總務組助理，一臉倦容地坐在地上，陳問：累了？助理回說：昨晚拉了四次肚子，現在好虛喔，早餐吃也吃不下。甚麼？連你也病了？陳答著，眼睛一面望向內科診間尋找陳醫師的蹤影，但見診間裡也擠了好幾個成員，快步走了進去，發現已經有二個人躺在長條椅上接受陳醫師問診。我的天啊！怎麼一下子這麼多人生病了？陳叫了出來。

陳總召一邊安排空間擺好四組長椅讓病了的四人躺下休息，一位護士幫他們吊上點滴，吃下醫師開的藥，並囑咐找人看顧著。另方面協調米蘭找到伶俐的幾位在地志工，簡單集訓後暫時頂替生病成員的工作，並請一位資深護士協助權充牙科診助。上午的門診總算勉強維持住，看診三百五十人次。

中午時分，黃藥師嚷著：我們這麼多人生病了，病得比來看診的民眾還厲害，再看下去有甚麼意義？我要去找執行長談。說著說著走了出去。

林執行長在另一房間處理臨時增購的藥品，黃藥師帶著一位醫師進去，就說：執行長，我跟王醫師覺得沒有必要再看診了，這些民眾都不是來看病，只拿藥；何況我們已經有四個人生病了。林執行長聽後爲難地說：已經正式通知社區會在這裡義診兩天，現在臨時說不看了，不好吧！王醫師你的見解如何？王醫師說：執行長您可能沒有在第三世界國家長時間待過，經驗告訴我，若我們的人都有合理的休息，都還健康的話，繼續看診無所謂，但因爲全體隊員幾日來都在惡劣條件下辛苦工作，沒有充分休息，今天更是一路顛簸快兩小時才到這裡，醫護人員身心俱疲了。現在四個夥伴水土不符生了病，很難保證不會有第五、第六個人，到時候會很麻煩，對這些人及支援醫院很難交代，建議執行長要極力設法保護這些人，才對。另外，這樣的醫療行程，一般規畫以三日爲限，中間並視需要安排休診。

林執行長聽了覺得有道理，這些醫護人員都是費盡千辛萬苦拜託醫院支援的，放任他們在異國生病缺乏適當照顧確實說不過去，恐怕會影響未來的招募。當下拜託王醫師及黃藥師先不作聲，回去繼續看診，並立即召集陳總召、吳總務及米蘭進一步商議如何解決，陳、吳二人也覺合理，米蘭只好不情願地去向校長及社區委員會主委傳達，請他們一起商談。經過幾番激烈爭執與溝通，始終沒能達成共識，最後林執行長靈機一動，保證會依照原來約定方式支付所有租賃及相關費用，保證不造成損失，校長與主委才終於同意了隔日義診取消，盡快通知明天看診村落，趕快把重病民眾帶來。

第三日下午看診四百餘人次，義診行程提早一天結束。

提早的閉幕式

醫療行程縮短，原訂的閉幕式改以簡單方式提早辦理，校長集合了全校師生操場列隊，各個手持剛摘下的鮮花，簡單致詞後，接著一道祈福蔻丹，獻上學生手上鮮花，最後相互鞠躬互道珍重，團隊成員轉身步出校門，準備拉車回加德滿都，當然還是一趟八小時的顛簸路途。

不過，自動自發且熱情有禮的村民，大人小孩數百人，早已備妥大禮在校門外守候著。馬路上預先舖好了幾丈長的草蓆，團隊成員一一被熱情的手牽引到草蓆坐下，接著又是祈福蔻丹、花環、咖哩生菜點心，以及從小孩們童稚歌聲中，盪漾著對台灣醫療團的感謝與祝福。最後，汽車在不斷重複的歌聲中緩緩前進，直到再度開進叢林。

路途中，陳總召依例像個導遊般向大家說明：各位都辛苦了，感謝大家這些天的刻苦耐勞，上飛機前，只剩檢討會，最後一個活動，也會把這些天的錄影編輯成光碟，致贈給每位做紀念。除此之外，就請大家利用多出來的一天好好休息，謝謝大家。這席話似乎跟大家的心情沒能搭上邊，車內默默無聲。

貼心的王醫師站了起來，說道：大夥兒眞的都辛苦了，我個人誠心邀請在座每位，到加德滿都後，我們去住五星級飯店，洗個舒服的熱水澡，晚上睡軟軟的床墊，吃好吃衛生的餐廳，慰勞自己多日來的辛勞。至於費用請不必擔心，我正好有一筆不指定用途的捐款，就拿這筆錢來付吧。王醫師說完還沒坐下，熱情的歡呼充斥在車廂裡久久未息，而車外雖然仍是一路顛簸。

但見，昨天還勉強撐著身體工作的出納正病厭厭地斜躺在椅子上喘息，高燒三十九點五度，昨夜拉了三次肚子。

檢討會

拖著疲累身軀趕製紀念影碟的紀錄朝坤，在別人倒頭大睡的一天半裡仍然辛勤工作著，趕在檢討會前完成了剪輯，燒出了二十張光碟。把光碟交給了陳總召後，輕聲道了一聲歉，快速躲進了廁所，大拉特拉一番，他是第六個病人。

隨王醫師住進五星飯店的醫護人員都輕鬆地回到了佛學院，檢討會準時開始。陳總召依例簡單說明，播放錄影光碟，邀請大家自由發表感想。不過，場面寂靜。

林執行長首先站了起來，深深地向所有成員鞠了一個九十度的大躬，緩緩道出心中的感激與歉意：本次是基金會首次辦理的大型義診團，由衷感謝各位的義舉，各位都盡了應盡義務，但是我個人及基金會幹部卻沒能把該做的事確實做好，害大家辛苦了，最大原因是雖然我們的心願很大，經驗卻太少，甚至沒能讓大家好好地睡一覺、洗個澡、吃頓衛生的飯，就連基本安全都顧慮不周，這些我都看到了，我也會認眞找到改進的方法。在這陌生國度，任何環節出錯都會非常嚴重，尤其人員健康，幸虧大家互相照應，甚至反過來照顧生病累倒的幹部，讓他們也能平安地坐在這裡。我想我眞如所謂的「瞎子不怕槍！」，但衷心感謝各位，請接受我的敬意。說罷，又是一個九十度鞠躬。

經過充分休息的黃藥師隨後站了起來，一向快人快語的她接著說：這幾天給執行長添了不少麻煩，深感過意不去，執行長的一席話也讓我們這幾天的滿腹牢騷，一下子化爲烏有。我個人感佩林執行長大愛無私，也慶幸有機會來此體驗異國風情。

其他人接著自由發表了一些感想與感動，檢討會上倒是一片和諧。

五 同行相忌（濟）？——周獎的內心掙扎

近者攀比。「百大良醫」九十九個與我無關，但吳獅憑甚麼就佔一個，他哪一點比我強？

熬過四年，周獎與吳獅同時升爲婦產科主治醫師。一天飯後閒談，周醫師嘆氣說：病人怎麼這麼囉唆，看個產前門診一點也不配合檢查，遮這擋那，問東問西，半日門診要看四十多人，害得我午飯也不能吃。吳醫師說：我一樣。這醫院ob-gyn（婦產科）出了名，病人都來了，看樣子要限號才行。

歲月悠忽，幾年過去了，周漸漸學會了應付病人之道：沈默是金。反正醫院有名，病人多到看不完，簡單問診後，眼睛就只看桌面，閉嘴，或點頭、搖頭、不發一語，擺出醫生架勢，病人就知難而退。有不識相者，例如要求開味素藥而健保審核嚴格者，就一句話：有毒，擋了回去。但一些婦產以外的症狀，例如訴說流鼻涕、咳嗽等，就一律叫病人張口看，答道：啊，喉嚨有點腫，記在病歷上，就開給三天的抗生素，交代了藥商，交代了醫院（業績），也交代了自己的荷包。

他深知醫院的文化，勤作研究、發表。因為接生太辛苦，乾脆淡下產科業務，專攻發育生物學。他又不得罪同僚，一路順風，陸續就升了教授、主任。

吳醫師則一路坎坷。他看診愛跟病人婆婆媽媽幾句，順便做衛教，病人幾乎拿他當朋友。一次一個情緒不穩又善挑剔的病人找他看婦科，不見好轉，改到別院看仍無效果，又回頭找他，一進門就熱絡地說：吳醫師，我是你的老病人，記得我嗎？吳獅笑了笑，不置可否，但看了下面一眼，竟不自覺地脫口而出：啊！記起來了，我認識妳呀！病人覺得受辱，忿而用腳踢了他，吳醫師馬上覺得失言，輕聲說「對不起」，但她仍不甘心，藉故四處投訴，讓吳裡外不是人。

吳獅認眞教學，認為做醫生即使不講甚麼「視病猶親」吧，起碼也要對得起自己的良心。對於住院醫師怠惰不假詞色，對同僚，甚至上級醫師的不作不為也直言無諱，對胡作非為的事就更不用說了，搞得在原醫院待不下去，黯然轉到一個社區醫院專任。

地位差了，待遇也少了，但他依然苦口婆心勸告年輕孕婦自然產的好處，少婦仍然猶豫時，他就說「妳就相信我一次好嗎？」口碑在外，病人口耳相傳，身懷第二胎，第三胎都改去他新任的醫院報到，又推薦親友，因而病人更多更辛苦了，對於離開原醫院竟不覺得遺憾。

一次全台婦產科醫學會上，周獎發表了他與別領域學者共同進行的「腸道細胞膜電位變化之前導研究」成果，聽衆鼓掌寥寥。會後同班同學聚餐，大家卻一個勁向吳獅敬酒，恭賀他新當選知名雜誌評選的「百大良醫」，甚至有人引述病人推崇吳獅的看病故事。氣氛熱絡，把周冷在一旁。

隔年一個九十公斤重的產婦給吳獅接生。產前兩周經超音波檢查，評估預產日胎兒將達四千公克。作業規範上說產婦達九十公斤，嬰兒四千公克宜做C.S.(剖腹產)，但他認爲該產婦麻醉有risk(風險)，對醫院的麻醉技術根據經驗也不放心。查了文獻，對這種產婦自然助產成功的報告也有。

他想起三十年前，那時台灣的醫療技術還不夠發達，一位日籍婦女懷孕六月，下體因良性肌瘤流血，影響胎兒，很多醫師都推諉、拖延，他卻毅然下刀，切除了肌瘤也保住了胎兒。這位胖產婦及重胎兒，在用心處理下，應該也能順利娩出。

生產那天，他特別請了一位正在off(休假)，但有經驗的護士助產，搬大腿、壓肚子。不幸在儀器引產時，仍然拉傷了胎兒一邊手臂的神經叢，生下來一肢幾近癱瘓。

產婦向法院控告。檢察官在起訴書上說他犯了「對於構成犯罪之事實，明知可能發生而確信其不發生」之「準過失傷害罪」，訴請刑事懲罰，而附帶民訴當然也要賠償。

吳獅深深自責不該太好心，也不該太有信心，願意賠償，但刑事罪責何其沉重。

法官發函周獎所屬醫學中心徵詢醫療意見，案子到了周獎手上。周職業本能上覺得這類醫療事件天天在發生，若醫生不尋求突破，一切照陳規來，醫療將永無進步，醫生也成了醫匠。

但他馬上又憶起這些年來社會對他及同時出道的吳獅的評價，尤其上次聚餐的情節，歷歷在目，心中忿忿不平。哼！甚麼良醫惡醫，到頭來不都一樣！SOP(作業標準)是幹甚麼的，guide line(診療指引)又是幹甚麼的，一心討好病人，想出鋒頭，不照規矩辦事，活該！甚麼百大良醫，九十九個我不認識或不熟悉，與我無關，但憑甚麼吳獅就佔一個，他哪點比我強？

說吳獅的Practice(執業)尚在醫療倫理容許範圍內，只不幸結果未如預期，可以！說他不遵守SOP，一心逞強導致嬰兒傷殘，也可以！

他甚至設想有沒有甚麼罩門，一舉打趴吳獅，連主張結果之出現只是由於醫生之「見解不同」(honest difference)的機會也沒有，例如說吳獅是第一次接這樣的產婦，只看文獻，事前未到有這樣接生經驗的資深醫生那兒見習，違背了醫事倫理及診療法則。

一般說來，對醫糾事件，他通常只會想到怎樣維護醫生的權益，但這件事卻讓他有「惡向膽邊生」的憤慨。現在「生殺大權」操在他周某手裡，最負盛名的醫學中心主任教授，一言九鼎，講東、講西都言之成理，就在一念之間。

周獎沒有宗教信仰，常徘徊於人性與神性之間，這時他想起報載「一灘血」事件：證嚴法師力排慈濟人眾議，堅決接受初審法院判她敗訴的結果，放下，不上訴，走下神座與眾和好。

唉！這也未免太爲難了吧，但她是「上人」呀！我算老幾？若不是經過奮鬥、技巧、推擠，哪有今天！吳獅庸才一個，憑甚麼浪得盛名，不給他一點顏色看，那我就跟他一樣庸碌了。

但他又覺得是不是該放下個人的評比恩怨，回歸專業及一貫的作風，替同儕講好話？

他對著公文發呆。

六 陷入「囚犯困境」的徐姐

人人都是劉德華，大家就餓扁了

管理學上有一個「囚犯困境」的理論，是說共同犯罪的二人被隔離審問。招或不招就面臨幾個選項：甲、乙都招認；甲、乙一招認一不招認；或都不招認。警(檢)方就會利用人性自我保護的弱點，威逼利誘，例如「坦白從寬，抗拒從嚴」等方法，說對方已經招了，你不實說就罪加一等。囚犯招了不利雙方，不招又想對方若眞招了，自己就要罪加一等，左右爲難的情景。

某某大學醫院每到中午休息時間，外科主任資深研究助理徐月霞，與行政室的王麗華就會聚在一起邊吃飯邊聊天。十幾年了，從姑娘聊到太太、媽媽，儘管二人際遇不同，但相處久了，也就情同姊妹，無話不說。

老闆出事了。徐姐(同事都這樣叫她)說：十幾年前，老闆還是講師的時候，開始一邊行醫，一邊接政府的研究計畫。跟現在一樣，正式訂約開始進行研究時，往往已是計畫始期後的兩、三個月。一年終期到了，會計就提前一個半月要求結帳，連同報告的印刷費發票都要求交出，辦理核銷結案。這時研究才進行到一半，那知道書面報告會有多厚，要多少印刷費？可是不報又不行，會計也是不得已，就只好找廠商大致估一個價錢，通常多估一點，以免屆時不夠。結算後剩下的錢就移作其它研究的費用。後來也偶然給助理請餐或買些其它研究用的東西。徐繼續道來：

一次老闆看到報載台大經濟系名教授陳X國把計畫開始時撥下來的研究經費存入自己的帳戶，公、私混用，帳目不清，被人檢舉登上報紙，很難看(從此陳的風光也就畫下句點)，就叫我把研究費獨立出來開戶，專款專用。

後來老闆升了副教授、教授。從他做講師時就用心服侍得他服服貼貼的propa （藥材商之業務員或老闆)常常藉故請客，例如慶賀榮升等，有時只請一人，還續三攤，有時請一大票醫生，連我也請。大家慢慢也就習慣了。

從那個「更年期內分泌變化之前導研究」計畫開始，就要買一些定性、定量的化學儀器，價錢都是老闆先談好了，我辦手續。有時候廠商說有一些「預付款」，拿些碳粉、紙品或別的物件的發票要給我向會計報帳。談到紙品，據說台灣一天A4紙張的用量就有八千萬張，有那麼多嗎？嚇死人。

閒話少說，反正我是老闆的長期助理，他對我好，又是大教授，我也就不求甚解地照辦。有一次拿來兩張發票，一買LV皮包，一買Channel(香奈兒)皮包，就是前幾天我用的那一款，老闆給了我。有新進的助理好羨慕，問我價錢，我說，你不要管，少講話。再不知趣，就放言要老闆認為他在為難，老闆是他的論文指導教授，為了學位也就知趣閉嘴了。嘿！跟老闆久了，大家對我徐姐倒是有幾分尊重。

究竟出了甚麼事，病人死在手術台上嗎？王麗華插嘴問。

哎呀，是調查局的一票人來查扣了大批資料，還要傳我明天去給檢察官問話，態度很不友善。

那妳老闆呢？王麗華再問。

也去過了，交保。前幾天老闆心情就不好，對我欲言又止，好像大難要臨頭的樣子。昨天找我說起此事，坦言害怕，但在檢察官面前則一概否認。

王麗華回憶自己單位的主任也接過國科會、衛生署、勞、健保局及台北市政府等好多機關的研究計畫，經費都是獨立帳戶，先前由蔡爾雪管，蔡外調後交給她管，從來沒有用過假發票，只在年度終了會計核銷後，由她寫一個收支表給主任簽字過目，就完事了。

主任說：一個研究案，主持人費一個月就有一萬多元，夠了！王麗華回憶。她是行政室職員，兼辦研究案，說來也算是研究助理吧！但她一直就沒有那些大醫生的助理風光，而久了也就習慣了。

老闆又說，徐回憶：幾十年來大家都這樣，老師也這樣，這是制度不良，歷史共業嘛！民國一百年成大彭姓女教授同樣出事，後來不見下文，為甚麼現在忽然就雷厲風行起來？都是馬英九搞的鬼，我們無辜受累。

檢察官先問廠商「預付款」(回扣)的事，老闆否認，後來又提到皮包，老闆說：那大概是廠商提供的假發票，助理認為是例行公事就蓋我的章報銷的吧！經費的事我一概不經手。徐姐面容哀戚。

後來老闆對我說，她引述：我太太已把LV包扔進家裡後院的水池了，妳的香奈兒也快藏起來吧！總之事關名譽，我決定否認到底。

徐姐也決心要否認。但她想起老闆說經費的事一概不經手，發票都是由她報銷，有點傷心。又怕老闆只是一時嘴硬，不認帳，但檢察官豈是那樣好對付的？心中痛苦不已。

王麗華好言安慰了徐，但也不免為她擔憂。最後，她問徐：今天遭受這樣的痛苦，說不定還真有後事，早知道跟隨一個比較沒出息的長官，不就太平了嗎？

這時餐廳電視上正播報港星劉德華如何忠於婚姻，又如何寶貝、保護女兒的事。王怕徐繼續傷心，岔開話題，問徐喜歡做那些緋聞不斷、生活璀璨的男女明星呢？還是願做劉德華？徐說：哼！這世界能有幾個劉德華？人人都是劉德華，大家就餓扁了。

七 賢者的抉擇——院長難產記

好醫生不忮不求，無法在台灣的民主文化中出頭

大明醫院院長任期屆滿前一年，醫院上級機關組成下任院長遴選五人小組。小組召集人，也是機關首長的李水木是生理學科教授，另由內科系（medical）資深教授二人，外科系（surgical）資深教授二人組成。

候選人經過減去法，最後由骨科趙志雄教授及胸腔外科錢明章教授勝出。遴選作業雖稱祕密進行，但想要知道的人也不難知道。不幸當初步候選名單產生時，就已有閒言閒語，說三道四，到只剩趙、錢二人時，又產生了黑函，甚至流到醫院員工手中。

甄選小組也鬧分裂。一位成員攤出幾份收到的投書，說趙志雄被揭發常接受藥商及醫療器材商招待，門診量大但看病馬虎又濫用藥物，例如將一位膝蓋受輕傷但已復原的病人，在Lequesne's index〈病人疼痛指數量表〉上，選勾病人「走一段路就會痛」，「上一層樓都困難」，「走五百至九百公尺（八至十五分鐘）就感覺不適」等。但病人在後續別的醫生看診時否

認有此障礙，也否認曾對醫生做此主訴。後續看診骨科醫生臨場觀察病人能蹲能跳，行動自如，不過是一點心理障礙而來就診。趙志雄顯然是爲了獲得健保規定的十分以上(量表)而刻意矇混，俾能開出三個月，廠商大力宣傳，售價昂貴但療效不確定的維骨力膠囊謀利。此人事案雖然有很多醫師推薦，但不能僅僅因有推薦就給予院長職位。

另一成員則指出很多密函均指證錢明章只重做研究、發表，對一般病人冷漠、態度惡劣，甚至傳出當面罵對方「狗病人」，被檢舉申訴案件，但對於權貴病人則常常噓寒問暖，貼心照顧，聲名在外。

他以前又曾爲一位一般病人在做完胸腔手術，住進外科加護病房後，不顧病人病情尚未穩定，當天下午即赴高雄參加一項宴會。在接到住院醫師通知病人病情有嚴重變化時，緊急趕回台北，已回天乏術。被病人家屬告到上級機關(其中還傳出紅包事件)，被決議將兩年一聘的教授聘書改爲一年，以示警告，有案可稽。這樣的人，縱有學術成就，並也獲很多醫師推薦，但如何能對病人及員工交代呢？

雙方均堅持反對對方人選，李又不願乾坤獨斷，一票定江山，乃至造成僵局。形勢則顯現一位在最後被刪除的孫教授可能敗部復活，脫穎而出(因爭議不大)。

但李水木又覺得孫教授爲人深藏不露，野心極大，趙、錢的這些問題，孫似乎也一樣有，而且曾被刪除過，若又復活，必定引起爭議。甚至也有傳言趙、錢的黑函都是孫在背後運作。

李水木有點後悔自己初任機關首長，缺乏經驗，當初未積極主導選出才德兼備的醫師。又因自己也屬資淺者，在衆多「大老」中只能戰戰競競，以致鬧成今天的局面。

在醫界久了，他雖知醫生也是人，常人有的美德醫生都有，常人有的毛病醫生也有，不能期待完人，但他確有意革除醫院長期陋習，遴選有爲有守的醫生出任院長。

有幾位心目中的醫生，醫術醫德都不錯，甚至有被知名雜誌評爲「百大良醫」者，但不巧他們都是知足常樂派，不忮不求。在遴選過程中，這些人既無一閥；如「門閥」，例如傳言中的醫院「十三太保」（年屆相近，有壯志野心的一群實力派醫師），也無「學閥」，如院士，甚麼士的頭銜，更非「財閥」。他們沒有強烈企圖心，因此也不會親自或由朋友找人簽名推薦，造成聲勢。

更爲難的是甄選程序已近尾聲，下屆人選之決定及宣告受限於時間，不容他有更多考慮或改弦易轍之空間。

他實在不甘心做一個傀儡召集人，被動選出趙、錢或孫。但又猶豫要不要放手一搏，毅然決定延期，讓即將任期屆滿的現任院長留任看守，並更改甄選規則，重新來過；打一場對得起良心，但免不了傷筋動骨，尙不能保證一定成功的戰爭。

他陷入苦惱中。

八 喜敘看醫生

她基本上是讓「藥品」給養著過日子

喜敘不接受二十萬元的「慰問金」，堅持要告黃醫生，出一口氣，甚至與丈夫鬧翻。

五十出頭的喜敘大學畢業就嫁了一個公家機關的中層主管。她貌美、具同情心、關心家人，雖於婚後即相夫教子，一天的事也未做過，但好學不倦，尤其對自己的健康、儀容，肯投資，肯花金錢與時間，每次看病後，醫師(尤其是中醫師)都照例給她預約下次門診(其實急性期早已過去，也沒有慢性的徵候)，她也就乖乖地、心甘情願地繼續吃著各種藥物，基本上是讓藥品給養著過日子。

她的爸爸體弱多病，頭暈、看病都要她這個不用上班的女兒相陪，所幸在醫院任職的醫生是她的小叔，掛號方便，但病一直看不好，醫生先前說他爸爸是循環不良，後來又說沒有病。她查資料看醫生開的藥，的確沒有甚麼針對性，低劑量的阿期匹靈外，其它都是味素藥(可有可無的藥)，例如nootropil，一天二粒，還要自費，吃了幾年不見改善，這藥品號稱可促進腦代謝、益智，卻無臨床證據。爸爸的身體愈來愈差，醫生看診也愈來愈像應付公事。她不滿意小叔的應付，小叔居然說：甚麼病都可以治，就是老病不能治，「一點親情的樣子都沒有」。

她生性緊張，聽朋友說那些藥吃了對身體有效，要求小叔開，小叔拒絕。只得自己照廣告買來吃，甚麼樟芝王、Q10、蜂王乳、膠原蛋白、珍珠粉一大堆，每天吃保健食品的錢多過吃三餐的錢。小叔說她是「沒病有痛」，她不服氣，但辯不過小叔，只好生悶氣，難以入睡，吃小叔開的stilnox後改善，半夜醒來又睡不著，再吃eurodin。

她腸胃也不好，一次吃拜拜後全身軟弱無力，畏寒、發抖。因爲對醫生失望，怕上醫院，先前在藥房買些藥吃，不但未見好轉，甚至病到昏迷。丈夫把她送到大醫院急診處住院。幾個醫生會診，打強烈抗生素針，忽然聽不見高頻音，打電話問小叔，小叔說強力抗生素用多了會耳聾，她就拒絕再打，但醫生說：你是要耳朵還是要命？她只好接受。

後來診斷爲猛爆性肝炎，一位中年黃醫生用幾寸長的鋼針插入她的肝臟，抽出幾碗血膿水。

抽完血膿已是下班之後，但喜敘身體極度虛弱，還有其它狀況，黃醫生不敢大意，叫了一個便當在內科急救室吃了，並在另一張空床上守了一夜。

第二天中午，喜敘說要用餐，黃醫生笑著說：妳好了，再觀察一、兩天就可以出院了。

出院後她送了一份幾萬塊錢的重禮給黃醫生，未料黃堅決退回，不收。她有點生氣：別人是好意，感謝救命之恩，怎麼這樣不通人情？以前我生小病在別的醫院看門診、住院，也都送禮，甚至包大紅包，別人也都收了，爲甚麼就你瞧不起我。

後來經丈夫解說，又打聽這位黃醫生確實是不收禮的，她也就釋然了，甚至對黃產生了一些敬意。

喜敘的小兒子近來常拉肚子，帶到一個私立醫院看，醫生說要吃一種日本藥廠的益生菌，改變腸內細菌生態，但這是「非處方藥」，健保不給付，她就買了一盒給孩子吃，八百五十元；吃完了好一點，繼續到另一公立醫院看，要求開給益生菌，但一看帳單只有二百五十元。她回家後仔細檢查了包裝、瓶子、膠囊，與上次在私立醫院的完全一樣，懷疑是假貨，問小叔，小叔說公立醫院大概不敢賣假貨。

喜敘到原來的私立醫院理論，要退款或補差額。醫生說我不知道那家公立醫院爲何這樣訂價，但我可以保證我們的藥是眞的從日本進口，不會有假。

喜敘告到健保局，健保局答覆說政府允許醫院視需要開給病人自費藥品、醫材，現在健保局正在進行自費醫材的規範，僅僅醫材一項，一個大醫院就有三千多種，無論醫材藥材都由醫院訂價，這自費的部分本不是健保局的業務範圍，爲了國民健康及荷包，健保局還是管了，增加很多工作，至於公、私立自費藥價差的問題，抱歉，目前無法處理。

因爲喜歡美食，她牙齒不好，又常夜晚磨牙，透過小叔的醫學院老師輾轉介紹了一位大醫院的牙科主任看。她見主任年輕美麗，就對主任恭維說：朋友都說妳又漂亮又能幹，還當了主任，我找到貴人了。主任檢查後說，你全部牙齒咬合面的琺瑯質都磨損了，牙髓外露，不但吃冷、熱食品不舒服，冬天呼吸到冷空氣，牙齒也會怪怪的，是嗎？

她馬上點頭，問要怎樣辦，主任說只有做全口牙套，不過健保不給付，價錢也不便宜。她想，只要身體好，生活有品質，錢要花也得花，就馬上同意。

牙科主任也馬上爲她做了全口牙套，花了幾十萬。做完前一年還好，未想到隔些時右上角的牙又痛了。

主任檢查，看了前後的X光片說：這個小臼齒根部不好，齒槽骨已被侵蝕了，想不痛的話，要從牙套外打洞抽神經，做根管治療，再治不好的話，就要切斷綁在一起的牙套，拔掉。她心想我怎麼這樣倒楣，本以爲做了全口牙套萬事OK，怎麼又冒出這問題。

與小叔醫生談起，小叔說：做牙套前應該先治療牙髓疾病及牙周病，都弄好了才做牙套，怎麼可以頭痛醫頭，腳痛醫腳呢？這不是好的醫療。

喜敘生氣地找了主任，主任說：是妳當初急著要解決琺瑯質磨損，解決全口牙齒痠痛問題，怎麼怪起我來？

喜敘心想病人儘管要求，你醫生難道就不該秉持職業倫理判斷、告知病人考量嗎？但看到主任的強勢態度，一時說不出口。以後也只得繼續找她，一則怕對不起介紹人，再則全口假牙也是她做的，情況熟悉，比貿然換一個滿街的牙醫總是妥當一點。

但是看久了，彼此的新鮮感，尊重感也減少了，就像夫妻久了，互動反而不及朋友、同事熱絡。而且這個主任確是能幹，又兼任了兩家醫院的牙科主任，對病人也就不那麼細心、親切了，有時還讓病人在治療椅上躺很久，不知去向，尤其是與別人講話後做治療或手術(procedure)，就顯得心浮氣躁，動作粗忽。她心生疑慮脫口說：你要是不兼主任就好了。主任停了一下，說：是呀！我也是不得已，老院長調到別的醫院還纏著要我幫忙。

喜敘回家與小叔談起，小叔沉吟了一下說：難講。欲言又止。

她便秘，西醫看不好，經朋友介紹看聯合醫院中醫主任，主任開給她科學中藥兩種(君、臣)，單味藥三種(佐、使)，一天三包，沒多少改善，改為每四小時一包，一天六包，加入葛根、黃蓮，他吃了胃不舒服，又改藥。

可能用藥太重，當天晚上就便血，十幾年的痔瘡忽然大發作，第二天一大早趕忙再看主任，主任馬上道歉說對不起，太燥了些；就另開了藥方，叫護士到藥房配了藥立刻拿來，不用健保卡，也不收她的掛號費或其它費用，一連兩個禮拜，都不收錢。她看主任有誠意，也道了歉，雖然便秘仍未痊癒，也就原諒他了。

眞是禍不單行，就在她為牙齒、便秘煩惱時，又被醫院診斷出得了大腸癌第二期，要開刀。她問醫生，這癌症多久了，最近才感到大便不順，怎麼一下子就到了第二期。

醫生說腫瘤是由腺性瘜肉變成的，這個腫瘤長在大腸遠端的升結腸與橫結腸之間，已經超出一公分了。它是慢慢長大，存在也有兩三年了，可惜在還不算太大時未切除，漸漸癌變。

她馬上想起一兩年前曾找黃醫生檢查。因為她重視健康，在上次為她抽肝膿瘍的黃醫生的醫院自費做健康檢查；胃鏡、大腸鏡都是黃給執行的。既然瘜肉存在兩、三年了，爲甚麼上次沒有查出來？

黃醫生翻閱病歷說：上次你來檢查，清腸率達到百分之二十五的不良，我本來是不要做的，經你苦苦哀求才勉強進行；而且依統計瘜肉在檢查時也有一定的比率難以發現。

黃醫生腦海裡浮現著不過一兩年前的事：雖然他叫護士在肛門塞藥加強清腸，但範圍也只管到直腸部份而已。雖然他在用內視鏡檢查時盡力用水沖刷殘便殘渣，病歷上也記載著切除了兩個小polyn(瘜肉)，但這粒竟未發現，或是壞細胞太惡性，分裂太快？很覺意外。

喜敘也想起那生平第一次的清腸過程：限制吃這限制吃那，一大早還要在一個小時內喝完二千CC的「肥皀水」，多難受呀！她偷偷打了一點折扣。早晨八點去醫院報到，廁所便便後，護士居然通知醫生不給做。她想到清腸的痛苦，怕再來一次，的確曾經苦苦哀求，就差沒有下跪才讓醫生答應的事。

在檢查時，她接受醫生的建議，沒有麻醉，也沒有感到痛苦，還在螢幕上清楚看見大腸鏡不斷沖洗糞便殘渣，爲甚麼這一處竟未沖洗呢；想起這一遭遇，她不禁嘆息：唉！這事對你是瞬間，對我是永恆；對你是百分之一或萬分之一，對我則是百分之百。

想起要挨一刀，而且以後癌細胞會不會再發，甚至送命，實在心有未甘。她數度跑去與黃醫生及醫院爭吵，要求賠償、道歉，但沒有結果，決定向法院控告。

她丈夫猶豫，說：這案子醫生的責任不明確，況且「訟則終凶」，台灣告醫生十告九輸，不要花錢又傷神。

喜敘非常生氣，認爲丈夫不體恤她，憤而去娘家住了一個月。

後來黃醫生想息事寧人，送來二十萬現金，希望不要打官司，但仍然沒有認錯、也不道歉。她又回到家。

醫生有三個特性，丈夫說：我也有幾個交往的醫生朋友，包括我弟弟，你的小叔。據我觀察，他們一、職業淡定，不分親疏。二、喜歡讚美，討厭囉嗦。三、死不認錯，雖然不免犯錯。這三點就構成了醫生的特性：職業傲慢。但這也難怪，哪一個專業不會自我感覺良好的？不過醫生在言語及表情上更讓顧客感覺「莫測高深」，拒人千里之外罷了；雖然他們還是努力在求好的。

想想，醫生也是人，寵他、氣他、不如識他。丈夫繼續說：除見多了生老病死，職業痲痺外，其他的毛病也是任何人的毛病。一般人與醫生都有的極端性格，如細心或草率，貪婪或節制，睚眥必報或息事寧人，強勢或謙讓，醫生一樣也不少。但仔細回想，我發覺醫生強勢的多，謙讓的少，這點與一般人確是不同；他們對於拂心的事一律以忍耐、冷漠面對，盡量壓抑，也不解釋，外人看來就是高傲……。

你有完沒有？因爲小叔是醫生，你就替醫生圓場，忘了老婆！喜敘打斷了丈夫的話：我要出氣，連個道歉都沒有，太傷人了！你不肯，我永遠回娘家去。

多年來丈夫被喜敘的大病小痛及任性弄得心神不寧，花在應付老婆的精力不比公事少，也消磨了一些壯志，不禁有點惱怒說：何必呢？都老夫老妻了，要鬧到分居或離婚嗎？何況黃醫生也曾治好了你的猛爆性肝炎，救過你一命……。

你只想到別人，喜敘更生氣了：我的命就活該？我要再回娘家，永不回來了。喜敘氣頭上甚麼話都說。

那就是離婚囉！丈夫也光火了。

九 大恩勿受？

「大德勿忘」，我怎麼這樣無感呢？

丁維疆站在景行廳公祭沈資政的行列裡，想著與他老人家過從的往事，百感交集。

維疆當年參加學生兵從青島到海南，又到左營上岸，被編入海軍，做到少校退伍，無一技之長，幸賴一位鄉親長輩幫助，培植他考取台北的大學醫學系。畢業時雖然年紀比同學大了許多，但也有一樣好處：經過歷練，懂事，懂得長官心理，很快就升了主治醫師、主任、副院長。

丁維疆聰明能幹，心高氣傲，長官除外。進入醫院後由於醫業繁忙，與住在高雄扶植他讀書立業的鄉親長輩來往漸稀，一年打幾次電話，年節送禮，如此而已。

企業集團沈老有腎病，連同他家人的感冒、腸胃等毛病一直就找維疆看或轉介其他名醫。維疆也樂得爲他們服務，接受大小贈與，心情愉快；中央大官、富商口碑相傳，也非維疆不看，丁就自然結識了許多權貴，但服侍顯要病人終不免影響醫院業務，兩頭煎熬。

尋思之下，自己屬行伍出身，又耐不住研究孤寂及寫論文的辛苦，這醫院重視學術名望，他這副院長位置已到頂了，前途無亮，不如乾脆退下來自設診所，光權貴病人就夠他過活了；就毅然辭職開了診所，果然老病人大部分都轉來，門庭若市，沈老對他自營診所更是支持、籠絡。

但沈老家裡人口衆多，大病小病都要他看，甚至要求「出診」，往往在診所病人看到一半，就被沈府急症病人召去。迫不得已，找了兩個醫生加入，替他顧診所，自己則準備隨時應召，赴沈府服務，幾乎成了他家「御醫」。

另有一社團二號人物，每到下午下班時，就叫秘書把近期收到的應酬請帖拿來，親自挑出一張前往，而前去的飲宴場所不是有圓的($)，就是有扁的(色)，既促進了友誼，下班應酬時間也不虛度。有時二號人物自己設宴，招待外賓，甚麼國王、美國議員等，第二攤以後不便親自相陪，就由同是受邀爲賓客的沈老交代其手下接走，接往其它場所，爲國效勞，維疆也時常夾雜其中。沒想到這一際遇以後居然爲他解了一次大危難。

與沈府關係愈來愈密切，沈家醫療以外的一些公、私事也委託他辦；沈老更在總部挪了一個副總經理的位置要他來專任。丁感到盛意難卻，又想到看病雖然賺錢，究竟辛苦，看到沈家的豪華，錢滾錢，嚇死人；而副總經理萬人之上，待遇優厚，又可以插乾股，雖然明知公司借重他的不過是黨政人脈，但「關係不用，過期作廢」，還是藉機發展一下爲宜！就決心棄醫從商；「懸壺濟世」，與「升官發財」不過是一種選擇，無所謂是非善惡。

丁維疆手段靈活，應對得體，同事暱稱他「頂會裝」。沈家事業靠丁豐厚人脈，解決了很多困難。例如一次爲了在某縣做重大投資，但地方勢力及環保、利益等擺不平，幸虧縣長全力支持，才得繼續。

丁在沈老託付下，親自駕車，載了一百萬現金南下，在約定的高速公路路肩，與也是親自駕車，適時抵達的縣長同時停車，一包東西遞過去，又各自回到車上，各奔東西；事情辦好不留痕跡，大受沈老讚賞。不幸後來縣長在自宅被仇家行刑式殺害，還牽連無辜，案子一直未破，投資案當然也泡湯，丁則逃過第一劫。

兩岸解凍，丁靠沈老盛名在大陸某沿海鄉村獲批一大筆土地幾十公頃要開工廠；一名化工技師朋友研發了一種用廢塑膠提煉汽油的技術，帶丁去看了他設計的原型機及示範，果然有汽油出來：丁大為興奮，在這能源無價，廢塑料充斥的世界，做成了可是大事一件，比沈老的事業還要威風，「富可敵國」呀！他信心滿滿，不但家私全部投入，更陸續借貸了一百萬美元。

不幸幾年下來建廠遲緩，又因中日交惡，預計的成批廢塑料被日本禁止出口；更難堪的是化工技師的原型機看來可以，但大規模生產、設廠，就遭遇瓶頸，無法突破。大陸原批給他的地經過上十年未見投產，說要收回，費了九牛二虎之力保留下來，但連年拆騰，有出無進，想把土地盤給台商，但一直未成，丁財務大受打擊，幾至破產。

大陸投資僵著，利息壓人，丁心煩意亂，人也瘦了幾圈，沈老知道了，大手筆一次把丁的欠債還了一半，仍讓他繼續任副總經理，丁生活仍然優渥，應酬不斷，多彩多姿。

又不幸總部在另一縣市設廠，雖然成功，卻被敵對陣營告上法院。沈家靠人脈早得消息，緊急召開內部會議研判情勢：若一些事蹟曝露出來，媒體炒作，沈的長子總經理一定有大麻煩，甚至沈老清譽也要受累。

關鍵人物緊急密室商量，曾受沈老大恩，給他位置又代還一半債務的丁副總經理維疆自知義理難逃，又秉於「刑不上大夫」古訓，主動提出由他一肩承擔代揹十字架。

清晨剛上班，丁拿著昨夜費心研擬的頂罪假簽呈，倒填日期，準備上樓給董事長沈老畫押，完成縝密計畫，走到電梯口等電梯，仍在檢視內容時，一個人從後面一把搶走他的卷宗夾，亮出「調查局」證件，十幾名調查事務官同步搜索總部，扣押文件，丁也被帶到法院問話、收押。

一坪半，沒有床，牆邊地上擺了個瓷便坑，兩人關在一起的囚室中，丁維疆心灰意冷又擔憂害怕，雖然他相信沈老一定會弄他出去，並脫罪，但不知要蹲多久，而「坐牢」烙印，一生奇恥大辱，如何面對江東父老？

幾個月後檢察官起訴，丁被放出來，不久又被判無罪定讞；丁回到總部。

沈老對他說，本來可以早一點讓他出來，甚至不起訴，但是對方力道也不小，尤其是報章、媒體喧染，使他幾番徒勞，後來還是動用了美國議員承諾，遊說行政部門放行台灣極需的一項小軍購爲交換，才獲得有關高層間接使力，將案子了結，丁雖受了罪，總算逃過第二劫。沈謝了議員，又給維疆一筆撫慰金。

他站在靈前細思往事：老闆呀老闆，你是黨國重鎮，天之驕子，晚年對家國也有功勳。我對你死忠、愚忠，連你鬧上報章的母女婚外情私事也是我替你處理，還惹來一場「僞造文書」官司，你的少爺對我辯護的力道不滿，對方卻在庭上說我有意勾結她們訛詐你的金錢，兩邊不是人。

你的大恩我以身家聲名相報。不幸事與願違，是天意還是人謀？仔細想來，恐怕還是我骨子裡的一根筋與你一樣：「立功立業，不擇手段」吧！史蹟斑斑，只不過你是玩大的，我是玩小的；玩小的栽了、玩大的光輝耀眼、榮登史冊，所以我說你是天之驕子呀！春秋責備亂臣賊子，也爲賢者諱，我該怎樣才不價值錯亂呢？他眼泛淚光。

那些權貴朋友、大亨，丁繼續思量：千斤壓力到酒家或酒廊、私人俱樂部，找老相好歐巴桑排遣，老張還定期去日本geisha house找認識的藝妓傾訴、取暖哩！老李是教徒，做彌撒向神父告解了也解脫了；我既非教徒，現在又無財力，向誰告解？願你靈前有知，接受我這最後一次的告白吧！想到傷心處，不禁掉下老男淚。

公祭後一個月，沈老的兒子，公司的新董事長找丁說：謝謝你爲公司及老董事長勤勞多年；我看你健康欠佳，公司準備好了給你優退。

利用完了就一腳踢？丁憤怒在心：我的一些新舊關係你沈大少爺早就直接搭上線，的確不再需要我了。唉！「飛鳥盡，良弓藏，敵國破，謀臣亡，狡兔死，走狗烹，吾固當烹」，還能說甚麼呢？

優退的錢剛好還了另一半的債務，現在就只剩下一棟住家兼診所了。他又回到醫業，到診所看病。但是久未執壺，專業生疏，老病人及鄰居也都忘了他曾是醫生，名醫，來診者不多，無法發揮全民健保致富秘訣「以量取勝」。幸虧當初結交、服侍的另一位黨國大老副總統還很眷戀他的看病態度（雖然只是開藥）；忽然找他做大腸鏡檢。丁大腸鏡經驗有限，但爲了保有這位高官病人，就毅然承接下來。未料技術生疏老套，使病人痛苦不堪，甚至在推進內視鏡端子在橫結腸轉彎時硬塞，傷了腸壁，術後便血，副總統雖生氣但未追究，卻不幸被有聞必錄的記者上了報，說他戳破副總統的大腸，消息傳開，病人數量更是門可羅雀，日子只能算是from hand to mouth，勉強餬口罷了。

年關到了，他想起一直照顧、培植他的鄉親長輩過世好幾年了；那時因爲公忙，連公祭都未到場，只送了奠儀，唉！大德勿忘，我怎麼這樣無感呢？現在有的是時間，該去看看他的子女及左營的老袍澤，也都老了吧！

他到了高雄，前輩子女與袍澤席開一桌。飲宴間先是閒談，後來集中到時局、當今，感慨好景不再；丁維疆面對那似熟悉又陌生的滿席美食，想起當初不當一回事，現在還眞管用的海軍退休金，聽說也要減少，忽然義憤塡膺，脫口而出：那個懦弱無能的王八蛋，拿熱臉去貼別家的冷屁股，糟蹋了自家的黨還想著黨員的選票，現在又要砍我的終身俸，我打電話到總統府罵了半個鐘頭，氣還沒消。

一桌的人面面相覷。

十　急診處設專屬警衛——捲起千堆雪

台灣醫院夠多了，改做飯店更賺錢

「兄弟不爽，醫生濺血」，社會版頭條新聞，電視反覆重播，包括模擬畫面，使位於高速公路迴轉道及省道旁的嘉南醫院一夕全台聞名。後續發展，院長、副院長分別召開記者會互控，醫院面臨關門，更使它聲名大噪。

小年夜，嘉南醫院急診處病人不斷，住院醫師正要爲一位DOA到院死亡，已無呼吸、心跳的病人裝置心肺復甦器，經驗老到的主任鄭虎年用手勢阻止說：先上EKG，記錄了嗶一聲那一條直線，留下證據後再搶救，不然你可能吃官司。

正吩咐間，兩個病人，一刀傷，一多重創傷又同時送到。鄭叫護士爲血流不止的刀傷病人結紮動脈，一面指揮讓多重創傷的病人上氧氣、掛點滴、進行各種檢查：CT(電腦斷層)，MRI(核磁共振)，並且打手機與院內幾位不同專科的醫師匯報檢驗數值，評估應該先請哪些專科醫師搶救哪些器官，讓傷者不但保命出院，以後還能保有最大的生活機能；他正在努力執行一位急診專科醫師的特有功能。

一位黑衣青年站了一會，看見兩位年輕醫師，一位在爲病人裝機器，一位在爲另一個病人打針止吐，主任則從頭到尾就只在照顧那位裹著紗布，有點昏迷的年青人，還不停地講電話。

他的「大哥」只有一位護士給他包紮了又離去，還在流血，就大聲呼叫醫生。鄭主任不悅地上前說：請小聲點好嗎？你不見大家都在忙嗎？青年不滿地說：他們說你是主任，我的大哥血流不止，痛苦哀嚎，你聾了嗎？爲甚麼就一直在看那個小傷小病的，他是你甚麼人？

主任說，你大哥雖是刀傷，嚇人，但未傷及要害，先止血就好；這個病人則有多重器官內出血，看起來雖不嚇人，但不趕快搶救就無望了。青年大怒：我管你甚麼內出血外出血，你一直在講電話，搶救了甚麼？一把揪住主任外衣的領口，就往他大哥那兒推，主任本能反抗，青年一拳揮去，鄭主任頓時鼻口流血，趕快逃到護理站躲起來；青年像發了狂一樣還要追打，被衆人架開。不久記者就來了，打探事件經過，又要訪問鄭虎年，鄭避而不見。

嘉南醫院是由田空盧與許清文兩位醫生共同設立的，它位於新開發地區，交通要衝，病人日增，陸續擴充到三百床。

田空盧在大陸讀中學時被「抓兵」到部隊，被派到衛生連抬屍體，又隨部隊輾轉大江南北、來台。他一夜之間離鄉背井，只有自力更生，在連裡常跟醫官學習，懂得了一些基本醫療知識及技術，在台做到軍醫署中校後勤官退伍，適逢政府舉辦退除役官兵輔導就業考試，僥倖考取了個「乙種醫師」，後又乘機弄了一張家醫科執照，開設田診所，病人還不少。

他與同地區一位許清文老醫生結識後常相過從。後來搭上衛生署醫療發展基金全額補助貸款利息之便車，二人各出資一半，相約分紅也一半，建立了一百床的嘉南醫院，結束了兩個診所業務，由老醫生任院長，田空虛任副院長，立約說好醫院人事由許院長管，財務由田副院長管，利潤對半分，互不侵犯，擴充到三百床時，依然故我。

許院長老了，叫在大學醫院任主治醫師的兒子許再添回來接任院長，照原文與田空虛重訂契約繼續經營。

再添正規醫學教育出身，又在大醫院見識過，接任院長後陸續進用了一批新醫師，就排擠著幾位「行伍」出身的老醫生，包括鄭虎年。

鄭虎年也是乙種醫師出身，但他努力不懈，積極進修，考取了急診專科醫師，心想過去做外科累死了，年紀也大了，現在考取了急診專科，與護士一樣只須定時上下班，成一個上班族，不必再on call、不分晝夜守著危急病人，也不必承受開刀房壓力，太好了，又做了主任，正在開心，不意碰見「大哥」事件，受了傷還不知道該如何處理？

「掌握了醫生，就是掌握了醫院的鑰匙」（physician is the key of the hospital），再添院長人事大權在握，陸續照理想發展診療業務，提升品質，積極治療，以醫術取勝；又杜絕一些醫院的陋習，例如在醫學中心也常有的：開刀到一半，拿特殊縫線詢問在外守候的家人，要不要自費改用較健保好的醫材等等不道德的行徑。

可是用人要錢，買機器要錢，這些都得通過精打細算的田空虛那一關，例如要增加一名專職的感控護士，要增添病房討論室單槍投影機，開刀房添購紗布計數盤，縫針計數盤等，這些沒有直接效益的申請單一一被打回票。

田空虛說的似乎也有道理：那些都是上千床大型醫學中心的設施，我們這地區醫院哪能比，徒耗金錢，醫院虧損了誰來賠？

田空虛對許院長的用人更有意見：就不談「視病猶親」吧！醫生不是應該和顏悅色，細心耐心看病人嗎？但根據病人投書及滿意度調查，最不滿的就是那些新醫生。一副高高在上的樣子，態度不親切外，連病人慣常可以拿到的安慰藥如胃乳片，退熱鎮痛劑tinten，廣效型抗生素amoxicilline，也藉口健保不給付不開單，硬說病人沒有病，不要緊張，回家多休息多喝水就好了；即使病人不多，也不願多開口，一副不耐煩，趕病人的樣子，醫病關係僵冷，與本院傳統大相違背。大醫院沒關係，反正就是台大，長庚，榮總那幾間，疑難雜症沒他們不行，病人走投無路也是沒他們不行，但我們算老幾，怎能不分青紅皂白看齊？

許再添反駁：本院老弱殘廢病人比率過高，平均住院日過長，這樣下去會變成慢性醫院。台灣醫院大型化是趨勢，全世界都是，感染症愈來愈嚴重也是趨勢，開刀房用敷料計數盤避免紗布，針頭遺留是基本醫療品質，任何醫院都要實行，與做不做醫學中心無關。教學也不是大醫院的專利，中小醫院也要培養年輕醫師才能永續經營。得過且過，不求發展只是死路一條。

鄭虎年的事不能私了，許院長雖然不頂喜歡他，但這次卻堅持：爲了醫師尊嚴及避免後續傚尤，一定要告到底，糾正不良歪風，我保證案子絕對會勝訴。

勝不勝訴不知道，這次輪到田空虛反駁：不如接受和解，對鄭主任也有交代。得罪了角頭，以後不要想有安寧日子，病人數量也會減少。病人上門就是對醫院的肯定，不會再問甚麼品質不品質，否則不會來。

品質不改善，水準不提升，要不了多久，病人就去「肯定」另一家醫院了。許再添說。

田楞了一下說：不錯，所以我去年花了幾千萬整修門診及病房環境，病人都很滿意呀！

醫療水準不是表面功夫，許輕蔑的哼了一聲：要靠教學及醫師主動追求。安定的環境更是重要，所以一定要在急診處增加一個專屬警衛，醫師才能安心工作。

又是要加人、加錢！田空虛勃然大怒：台灣那間醫院急診處有專屬警衛的？你只管花錢，有沒有顧到當家的立場，你也是老闆，占一半呀！

呵，原來你是資方，我是勞方！我這個院長管不了錢算甚麼老闆？許再添氣得拂袖而去。地方記者獲悉，天天盯著許、田採訪，大肆宣揚，唯恐天下不亂。

正、副院長不講話已半個月了。院長的老爸，田空虛的原始合夥人許清文醫師找田溝通多次沒結果。醫院瀰漫著強烈的不安氣氛，有說老闆要分家了，有說醫院要關門了。許清文決定拜託衛生局劉局長，他與田的共同老友出面轉圜。

劉局長爲人熱心、積極，在瞭解雙方繼續合作無望後，建議不如一方優厚退出，他方全權經營。

田空虛辛苦多年掙得一份產業，是地方的名人，多年出錢出力，也是大陸祖籍縣在台同鄉會的會長。他經營醫院有心得，也得到別院一些醫生的支持；表示願用合理的價格，買下許的另一半股權，繼續經營醫院。

許清文三代在地執壺，財力也不弱，爲了顏面，放話寧可向銀行貸款，以更高的價錢買下田的股份，讓兒子發揮；無論如何嘉南不能倒，院長之名也不可少。

有甚麼不能倒！田說：台灣醫院已經夠多了，我們這醫院基地廣闊，又在新興地區，拿來蓋觀光飯店更賺錢，也沒有醫療糾紛。我設立了多年的慈善基金，濟助了很多年輕學生，貧苦鄉民，有多的錢可以做更多的善事呀！哪像你許家，只知累積財產，一毛不拔！

不論是合理價錢買下另一半股份，或分得一半土地蓋飯店，田都有恃無恐。

記者天天寫報導，劉局長苦思對策。

第三章 「醫管人」的際遇

十一 中年危機——容心凌在三叉路口

醫生院長看著她粉酡素顏、淺笑盈盈的面龐，不自禁地就與她踰越了僚屬的關係

望五之年的容心凌一早到醫院上班，赫然發現桌上早報大字標題：院長擁三女，享盡齊人福。細往下看，果然把他與沈安妮、吳幸玲的關係加油添醋登在社會版上；頓時血壓上升，想起剛進院長室時同事對他似笑非笑的眼神。

昨夜記者電話中問了他幾個問題，他一概否認，並說大城市新聞很多，這點小事就不必寫了吧！但與他熟稔的記者卻說「常梗」是知名醫學中心，你又是院長，知名醫生，怎能說是小事呢？況且「我不寫，別的報也會寫」。

心凌一向謹慎，對這兩段婚外情小心翼翼，同事、朋友都矇在鼓裡，如何爆發的？他有點納悶。

安妮的面貌首先浮出。五年了，她留學回來在大學任教，不久就在衛生署一次「臨床藥理研討會」上與他結識，並在一次共同出差時機同了房。她美慧、熱心、高雅，典型的氣質美女，與前駐新加坡代表，外交部常務次長史亞平恍若一人；與她言談也甚契合，有說不完的話。可惜有一點洋味，例如，講著講著就會如ICRT談話節目的女播音員，喀喀喀地笑個不停，令人不自在。

但是比起他那已相敬如冰的老婆，這倒也無妨。

二十多年了，當初也是戀愛結婚，如今似乎變了一個人：有耳朵聽別人的，沒耳朵聽他的，而且別人說的話永遠是對的，他說的話永遠是錯的，近年來又發覺她與婚前另一舊愛忽然密切聯繫起來。他也曾嘗試討好、挽回，但最後了解老婆要的其實是全部財產含院長薪水，醫業收入都交給她管，這辦得到嗎？想到傷心處，甚至暗咒「這婆娘怎麼不死」。

安妮也是傷心人，出國前就做乖乖女，順父母意一心要嫁醫生未果，後來遵寺廟「娘娘」口諭，老媽歡喜，合八字嫁了一個富二代。回國後自主意識興起，難敵醫生院長魅力，一次燕好後，講起自己婚姻過程，容心凌趁機說：不如我二人都休了另一半，正式雙宿雙飛。安妮先是點頭，又搖頭，淚眼迷離。

但在任何時候，容心中眞正念著的其實是吳幸玲。

由於工作忙碌，看病之外，各種評鑑、備課、提研究計畫，時常加夜班趕文件（他也不想早回家），這時來院三年的院長室助理秘書吳幸玲就成了他最大的幫手。她面貌姣好、身材勻稱，典型的平民美女吧！但這倒不是令他時刻難忘的事，而是她對自己始終言聽計從，帶有敬佩與信任的眼神，簡直像個小跟班、附庸國。一個深冬夜晚，他看著她粉酡素顏淺笑盈盈的面龐，大異周遭庸俗脂粉，不自禁地就與她踰越了長官部屬的界線。

只有與她在一起，他才感到完全的放鬆自在。

可惜幸玲只有大學畢業，更大的問題是差他近二十歲。從言行上看，她似乎打定主意死心塌地要跟他一輩子了，這更讓他不知所措，耽心以後年紀大了相處困難。在幾次自己爲了情感煩惱對她發脾氣後，她竟寫字條說：不要我請開口，我會忍耐。哼！情深訣離豈是那樣容易「忍耐」的？眞是好心得過了頭，少不更事，不食人間煙火。

幸玲生性善良、謙讓，但也神經大條，比較沒有效率，甚至是得過且過，將來老了誰來照顧？雖然她與自己的兩個孩子相處還算融洽，子女也孝順，但想到未來，總有不忍之心。

正思念間，企業董事長來電要面見，當然是爲了報章大事。

董事長說：據了解，記者消息是因爲側聽到一位女子對朋友討教如何保護自身安全；說是收到一位年輕、能幹的女教授傳來簡訊：「我知道妳幹了甚麼事，離開他遠一點，否則……」。記者發揮狗仔本領，就把事情給挖了出來。

董事長又說感謝他醫學院畢業後即來本院工作，醫術高明，當了院長又爲醫院建立了制度，也賺了錢，董事會希望他繼續任職。這件事本來是私人的事，但本院在社區一向有良好形象，不幸前些時因爲醫院與醫師間究竟是合夥關係或雇傭關係，被健保局罰了幾億元，最近又被檢舉大賺健保病人的錢，拿來買自家事業經營的上市股票達百分之二十以上的總股份；還「誣指」我們：表面做醫療善事，暗地裡又貪又私。搞不好媒體再爆甚麼料，再牽扯到醫院就不好了。要他迅速，最好是十天，在三個女人間做一了斷，以免事情發展不可收拾，醫院也留不了他。

容心凌說：我是醫生，不是「醫管人」幹行政的。幾年前董事會聘我爲院長，靠努力學習，這幾年醫院的病人更多，賺錢也更多，怎麼爲一點私事就要我走路呢？而且我發展腦神經醫學手術遠近有名，對醫院也很重要呀！

我本不好講，但既然你提起，我就說吧！董事長笑說：有醫生反映你藉院長分配資源權力獨厚腦神經，別科的發展受到限制。你要留下來也可以，但院長一職不能常常上報鬧新聞，這會影響醫院的聲譽，所以要留下來，先要解決緋聞，不超過十天。

容默默辭退。他想了一個多禮拜仍不知該如何了斷，不僅是感情的割捨，也牽涉到善後問題。

平時自信靠高明醫術，行政執行力及應變力混到不錯的現在，但現在的應變力哪裡去了？他想到「亂世佳人」主角郝思嘉(Scarlett O'Hara)常說的話：明天再說罷！但，他也深知董事長的個性，今天不下決定就沒有明天了。

十二 小珍

不愛啄人的人，不要給他（她）做主管

有群體生活就有啄食順序（pecking order），雖然現已質變，醫院內部照樣有權力傾軋、利益追逐或霸凌：啄來啄去，啄出一個長幼尊卑的順序，職場才安定下來。

小珍生性善良、謙讓、不拿主意、不敢負責，無論壞事、好事，連實至名歸的讚譽都不願承接。醫管所畢業後適逢一公立醫學院新成立附設醫院，需才孔急，她那班除了出國的、深造的，幾乎全班都進入了那醫院，一律擔任約聘人員；醫院有正缺暫時不用，以後再擇優遞補，這也是經營手法，未可厚非。

她先在醫療事務室的門、急診申報組，每天爲藥費、衛材費等做醫護人員與健保的橋樑，一塊、五毛，成千上萬的給付瑣事來往，案牘勞形，倒也不以爲苦。一些小爭執，例如急診處爲了一個外傷病人申報兩條迪克遜縫合線被健保刪除一條，還「放大回推」扣了醫院十條的錢（當然也影響醫生的業績績效）。醫生不服氣，要求她辦公文申覆：傷口雖小，但病人躁動不

安，住院醫師紮線時不慎拉斷一條，審核者不在現場，甚至可能不是急診醫師，憑甚麼刪減，還放大回推，太嚴苛了！等等，她就辦公文申訴。

健保局回函說健保爲病人顧荷包，不負擔住院醫師教育訓練的錢。醫師又生氣要她再辦公文嗆聲：不訓練住院醫師，明天台灣就沒有醫師了。就這樣兩邊來來往往，吵個沒停，最後總是上面(組長或主任)出面講和或吞下苦水，與她無涉。

後來調到住院費用申報組，正逢健保開辦「論病例計酬」(DRG)申報方案，她因爲在校時，對「醫療費用支付制度」這門課學習較多、較用心，不僅五十項DRG內容倒背如流，對於主、次診斷選擇較有利於醫院的編組嫺熟，又對於構成成功申報的基本條件，如生產DRG必須有「胎兒娩出」才符合該DRG之「必要條件」；另加「除外條件」等一兩千個對應碼(4-digit code)，也都能適當掌握，所以她的承辦案件絕大多數都成功通過，不打回票，連主任也對她另眼相看。

說起主任，原來還是她同班同學，一起進入醫院的。主任對業務用心，早到遲退，又與醫生院長及院長幕僚相處融洽，不幾年就升了組長，再幾年就主任。與她同時進入醫事室的同學有的轉任了別部門的組長，有的轉到其他醫院，只剩下她留下來，繼續做同班同學的屬下，差一大截。

主任精明能幹，內、外兼忙，不時還應健保學會等團體邀請演講，知道小珍的爲人好商量，應邀的講題有關DRG者，就拜託她寫內文、作圖表，連電腦的單槍圖檔(power point text, PPT)都要她準備妥當備用，事前事後一句「謝謝」，小珍也就心安理得，甘之如飴了。

轉眼三十幾年，除了主任，她已是醫事室最資深的元老組員了。一年前她的上司組長隨夫婿舉家遷往大陸顧生意，主任數度相勸，她勉強接受了申報組組長的職位，也因此陷入人事苦惱中。

首先是有新的工作項目交下來，例如健保局來文，要求醫院把「病人自費醫材」列項及定價報備一事，誰也不肯接，她就只有攬下來自己做。組內同事的事、病假，她一律都同意，呈轉主任批示，同事見她好說話，就更肆無忌憚地不高興就不來上班，甚至在月終申報結案忙碌時，爲了參加政黨遊行也遞假條，她只好接下請假者的工作，無酬加班，幾次爲了趕時限，還帶回家做。

其次年終考績，她不管甲等最高只能給百分之八十的規定，一律考甲，被主任退回來，並責備她：妳也明知有幾個混得不像話的同事，妳還給他們甲，難道要我來做惡人嗎？分組是幹甚麼的？她只好勉強打了幾個乙，但馬上就被對方知道了，還說憑甚麼給我乙，我不及別人嗎？讓她上下不是人，本來與全組一團和氣的氣氛也變了樣，她覺得很痛苦。

最近更有一位也算資深、野心勃勃的組員，利用近年來全組效率不及以前的批評，到處放話說小珍領導無能，陷醫院於不利。他又在醫務管理協會甄試了一個「醫務管理師」的資格，逢人就講。主任聽到後對同事說：這醫務管理師算個甚麼師呀？還到處炫耀，哈哈！但阻止不了這位仁兄的壯志，誓必取小珍而代之，甚至運作由院長室直接交辦。

她察覺後向主任請辭，願意回任組員，但主任以她雖較無效率，但人緣風評很好，尤其是醫生及別單位同事。更直接的原因是不喜歡那位「醫務管理師」。「你要越過我呼風喚雨？那就給你看看！」主任很惱火有人居然要越級施壓、搶位置，就堅絕不給小珍辭，要她挺下去。對那個膨風自大的屬下則開始不假辭色。

小珍在讀初中時就認識了她現在的丈夫。她家將在西門町臨大街的一樓租出做店面，三、四樓自己住，二樓租給機關，住了幾個單身漢。

時間久了，小珍就與一位外省單身互相愛慕，偷偷出遊了幾次。她家是台南人，認爲外省人都有原罪，防若蛇蠍。但近水樓台，相處幾年，一天家裡無人，單身漢進了她的臥房，她第一次具體接觸男體，竟不覺忘情喊叫「哎、喲，抓到心了！」還用手拍了他屁股一下。男友記住了這句話，又嗅到與她親密接觸時，從她手臂及背上皮膚深層透出的淡雅花香，對她更加殷勤體貼，暗想是不是在別的、所有的方面都要抓住她的心。

發展到一個程度，男友正式向她父母提親。父母先是避不見面，後來瞭解了小珍的堅定心意，一怒把她關起來，不讓她上學、外出；一方面拒絕提婚，又對男友斥責：你們相差十七歲，你這是誘拐少女！而且你都快四十了，我們怎知道你在大陸有沒有結婚？母親更是老淚縱橫，見勸說無效，竟施苦肉計：你知道小珍其實固執又懶惰嗎？做事也馬虎，衣服都洗不乾淨。

男友心想甚麼叫固執，每個人定義不一樣，而且現在有洗衣機，也不用手洗了。但他確也想到年齡的差距，又無法與她繼續見面，就另外交了女友，甚至接受同事介紹，相親。

一天，小珍突然現身在男友辦公桌前，帶了一個換洗衣服的小包包，說不回去了。男友大驚，也大為感動，把她安置在親戚家裡，不久就公證結婚、公開宴客。朋友酸他：你這是「黃袍加身嘍！」不！他回應，是我「誘拐少女」。

小珍在婚後繼續一路念書到研究所，做事；丈夫則獲得了美國的全額獎學金留學二年，回國後轉到醫學院基礎學科任教師。爸媽也勉強接受邀請，客客氣氣地到家作客。

丈夫心疼她學業、工作、家庭三頭忙，斷絕了所有紅粉舊識，而且每次到別縣市演講、開會、評鑑、評圖出差，都替她自購機票、車票，一同遊覽，台灣北、中、南景點及六大外島都玩遍了，又在寒暑假帶她出國旅遊，愈是偏僻的國家愈要去。

丈夫個性倔強，守正不阿，又不願利用人，利用機會，在大學一直就幹個陽春教授，收入不多，又培植了兩個孩子一留英，一留美，回台成家立業、侍親，加上常常全家出國旅遊，生活一直簡約。這倒也對了小珍的胃口，她柔順，一切由丈夫費心，過太平日子，倒也心安理得。

丈夫在進入老年，依然感受到她的暗香微微，日常生活也受到細心照應，就會「良心發現」自作多情地想著：小珍心地太善良單純，如一張白紙，當初若不是「天賜」與他結縭，很可能「遇人不淑」，就慘了。這種性格一直下去將來仍難保不出問題。幸虧可與子女同住，「老來從子」，但願子女能有自己的用心。

小珍這時則夾在組長角逐者與主任之間，辭又辭不掉，心力俱疲。她一直想要再幹兩、三年，六十五歲才退休，退休俸基數與替代率更高，好為夫妻養老儲備一點資本。丈夫退休後，仍然帶她每年出國旅遊，又喜歡做一點小公益，生活並不寬裕，缺少了她這份資金，將來還眞不保險呢！她想。

那天研究所同班同學又一次年度聚餐，一位熱心的摯友看她心事重重，鬱鬱寡歡，就與她深談，她說到傷心為難處，不禁落淚。

你這一生過得順遂，家庭幸福美滿，職業上也幹到大醫院的組長，多少人羨慕呀！摯友說：妳看我們這一班，除了幾個改行做生意，一位擔任大學教授，及一位擔任醫院副院長的還不錯以外，其他大部份都不怎樣，還有很多光桿職員，甚至有兩位一直還在做病房書記呢！人各有志，也各有際遇；既然幹不慣主管，主任又不讓辭，就乾脆提前退休吧！趁還有十八趴，月退少不了多少呀！

除了出國留學二年，她與丈夫幾乎形影不離，又由於她生性謙讓，對於美好事物雖心嚮往之，但不強烈，怯於企求，易於滿足，朝夕相處，距離並未增加摩擦。丈夫也勸她提早退休，一同享受夕陽餘暉，參加銀髮族、喜大人活動，看老電影，外出吃平價美食。她也想遠離是非，擺脫苦牢，可是又想到現在退休，主任不就只得違心給那個討厭鬼幹組長，主任受得了嗎？

唉！到現在了還在想著別人，眞是爛好人一個；丈夫抱怨說：妳凡事都替別人著想，把別人都看作好人，甚至不考慮自身處境，是墨子的「兼愛無父」，也是長不大，缺乏儒家「人各親其親，子其子」的意識。

做人處世總要分個親疏，丈夫說：妳這樣見甚麼喜歡甚麼，見山是山，見水是水，畫的山水也是山水，總有一天要吃虧，上大當的，說不定已經吃了虧我不知道。吃小虧不要緊，上大當就慘了。

「哪有！」小珍經過丈夫長年調教，變爲半朵「解語花」，輕輕回啄一口。

她柔順，但坐不住，注意力不集中，好新奇，甚麼都要瞭解一下，不幸無關求知。這種性格的人可與共安樂難與共患難？還要主導不時找節目安撫她心中的悸動，才能快樂，丈夫想：但也不宜太縱容，還要教她自立。

摯友再次勸她：妳常說四十年前毅然逃家嫁了現在的丈夫是一生所做最大一次，也是最重要的決定，那就再做一次決定吧，提前退休，對自己對老公都好啊！

小珍有點被說動了，但她立刻又想到同班同學主任的處境。

十三 照顧老同學

是真不忮不求，還是憤世嫉俗、自視太高？

八十二年班醫管所畢業校友聚餐會後，趙益、錢耳、孫山三位校友打發老婆獨自回家，三人進行二次會。這次會是錢耳特別安排的。十年前三人一同來到財團法人泰安醫院任職，最初還時常來個「死黨會」，以後就漸漸少了。最近三年，自從趙益晉升爲副院長後，關係就更是淡了，倒不是趙益得志後嫌棄老友，而是孫山換了幾個單位，始終就是一個小職員，在與長官同學聚會言談時，話題湊不到一塊，自覺無趣而有意迴避。錢耳也做到主任，最近聽說趙益可能要跳槽到一個更大的醫院去做副院長，有意打聽讓孫山隨著去當一個小主管的可能性，而安排了這一次的再聚。

酒過三巡，氣氛熱絡起來。趙益說，老孫，幾次邀你喝個小酒都推說沒空，這次總算逮到你了。孫山回嘴，你那個酒豈是好喝的，身分地位不一樣，陪你打屁？錢耳忙打圓場：老孫，留點口德好不好，不損人你過不了日子？趙益笑著說：不要緊，老同學私下聚會不被鬥爭反倒奇怪。聚會在愉快光景下結束，孫山表示換環境也好，但「不忮不求」，趙益表示如有機會一定借重。

十四　三個邊緣人

已走到這一步，何不心安理得、快活過日呢？

趙、錢、孫、李八年前一同畢業於大學醫院管理研究所，同經甄試來到一家六百床之財團法人醫院任職。趙、錢、孫陸續升遷爲醫院秘書處處長，醫療事務處處長及人事處副處長，唯獨李某仍在總務處管理倉庫，擔任一個沒有名義的小主管(別人也叫他主任)。

趙某在校成績優異，處事圓融。錢某認眞踏實，對承辦或主管業務總是全力以赴，迭有創新，且常有研究報告，在院內外刊物發表。孫某能力普通，但善承人意，尤善攀附。三人各獲不次升遷，自可理解。李某也頗具才幹，但一向獨來獨往，任事不多不少，於人無損，但也與人無恩。剛來醫院時，因不喜長官作爲，常常頂嘴，甚至有犯上言行，好在很快省悟，後來也漸平和，但一直無緣更上層樓。

最近李某聽說趙某可能升副院長，將引起一連串人事異動，他深知一切掌握在董事長兼院長手上，雖然他一直不喜歡走後門、拉關係，但時機重要，破例於年節到院長家拜年，送了一盒甫從泰國觀光帶回來的燕窩爲年禮。在院長家寒暄了幾句，院長太太即來打岔，只得匆匆辭出。一周後，院長差人送了一瓶XO到他家，寫著「祝元宵快樂」，弟某某上，他不知道是喜是憂。

春去秋來，傳說中的人事大異動始終沒有出現。這一天母校校慶，四人返校聚會攀談。趙某半醉後吐眞言說，他在醫院賣命多年，立下汗馬功勞，院長一直重用他，甚至說古人傳賢不傳子是美德，暗示將來也可能把醫院交給他，最少先升他做副院長（原副院長快要退休了），但今年夏天院長的兒子由美修習MBA回來，院長又決定傳子不傳賢，即將任用其子爲副院長。再熬下去，誰知道屆時會有甚麼新花樣，他的前途到此實質已畫上了句點，頗爲失落。

孫某則暢言他與院長家庭的親密關係，忽然冒出一句英文：candy's dandy, liquor's quicker，拉攏關係吃飯喝酒比送禮速效。又吐露不久他即將升任人事處長。

李某一直在喝悶酒，對孫某的發言感到噁心與痛心，但忽然聽到錢某開口說：對呀，「水太清則無魚，人太清則無志」，我老婆當年要擺一桌請院長吃飯，請幾位她父親的立委好友作陪，展示後台，被我拒絕，現在雖然職位還算平穩，但除辛苦之外，總覺得戰戰兢兢，伴君如伴虎，「趙孟之所貴者，趙孟亦能賤之」，不知道哪天會忽然要我捲鋪蓋或給我臉色看，所以我實是看開了，狡兔三窟，要留點後路。

李某始終未發一言，他回家時情緒低落，想另謀他就，但事情不好找，想積極建構上層關係，又不知道怎樣做或師法哪一位學長的榜樣，如不改弦易轍，很可能就將與此職位終老，被後生晚輩欺侮。他決心在可能範圍內謀得一個主管職位，寧可當「邊緣人」(marginal man，指醫院中非核心職業員工，如行政人員；或社會上職業、生活不安定、無保障的人)爲民服務，隨時可能被轉動的離心機擠出、抖落，也不願一直在最底層，連做一點小決定的權力都沒有，當初又何必念管理學科呢？

但是醫管人員或陽春醫生、護士其實對社會一樣有貢獻，已走到這一步，何不心安理得快活過日呢？他又想。

十五　血濃於水——阮少康日暮窮途？

新興人類不講「啄食順序」，才不管你甚麼老臣、功臣那一套哩！

台灣醫院的院長都是醫生，有些員工習慣叫他醫生老闆或老闆。早年的醫生老闆觀念閉塞，有社會名望還賺錢，但實際上不過是一名高級技術員，對自己看的病人用心、關愛，對廣大的病人權益則視若無睹。罵公勞保，迫不得已時還只得給官員們一些好處，但心裡常瞧不起他們。

全民健保出現後，把病人無形上集中起來，對醫院的影響愈來愈大；中、小醫院倒閉或轉行一大堆，大醫院也叫苦連連，醫療生態起了很大的變化。

位於高雄市的三聖醫院以骨科起家，也感覺到這股改變的洪流，剛開始，時常怪雇用的總務主任工作不力，致使醫院病人減少，逐漸虧損，老醫生院長勞鍾華幾年來一連開除了好幾個主任，經營仍不見起色；最後的一個主任很能幹，甚至還懂一點醫療，但常常私下批評勞院長只是一個目光如豆的「高級技術員」，一次與朋友聚餐，酒後形容老闆「上床只見老婆孩，下床只見襪子鞋」，粗俗的山東土話也罵出來了。傳到勞院長耳裡，當然又開除。後來不得已聘請了一位長庚醫院管理部的中年幹部阮少康來當「特助」。

阮少康醫管所畢業後在一個中型的公立醫院擔任了幾年總務主任，推行改革常受會計掣肘，院長好官我自爲之，怕出錯，對他支持有限，使阮有志難伸，毅然轉到長庚當高專，十幾年下來學得一身本領，又學會了與權威醫生老闆的共事之道，現在再換一個跑道，不知未來是福是禍。

由於三聖醫院過去一直賺錢容易，勞鍾華很是器重幾個老醫生，對他們愛管不管，相處融洽。

阮來院後，首先爲醫院建立了電腦，把所有醫生每月的門診看診人數、住診病人數、住院天數、藥品、檢驗開單數、手術人次等健保收入的貢獻（扣除健保刪減費用及成本後醫院實際所得）等等，每月製作報表，連同前後月甚至與去年同月業績的比較，在醫務會議上提供大家傳閱。漸漸地，幾位老醫生對醫院的貢獻（業績）被比了下去，就開始攻擊：是老闆大還是他大？以往看診有事遲到，也未見病人說話，現在連看診遲到也要管，醫生的尊嚴受你這個事務人員來糟蹋？

老闆眼見醫院日有起色，對喊叫的老醫生就開始充耳不聞，越來越顯得應付了，終至幾個醫生一起辭職、跳槽，或自行開業。阮少康早已準備好，在他們離職後，立即提高「健保醫師診療費」之拆帳率及年終獎金，迅速聘來了幾個有業績的別院醫師，使三聖的病人更多起來，他露了漂亮的第二手。

勞院長不再輕視「事務人員」，甚至怕阮也跳槽，給他加薪。一次勞爲了小孫女小學畢業，無法分到隔區的明星國中大感苦惱，阮知道後要勞把孫女的姓名年籍給他，一個月後就接到市教育局分發到該明星初中的通知。勞院長大吃一驚，忙問阮花了多少錢，要如何酬謝這位大官。

阮笑笑說：不必感謝我，要感謝的是你的一位病人。勞鍾華又吃一驚：少康，你是怎樣辦成的，我怎麼不知道這樣一個病人呀？

阮說：她是你的一位老病人，有次臨時來，掛不上號，我就調出她的病歷，叫診間護士塞進候診名單，簡單得很呢！他也就跟我熟了。一天她跟我談起在市教育局做小職員，可是位小權大，就是要用一點技巧啦！每年學校分發時期，各方面爭取進入明星學校的力量就開始較勁，這時所有的資料就都輾轉到了她手上，可是粥少僧多，就靠她這個承辦人排序，總是市長或局長親自交辦的排前面，哪些學校有幾個名額可用她都有數。備好名單後，從科長到局長就照名單核可了，一路順風。科長、局長忙於應付議會質詢，精疲力竭，從不詳細核對進入名單者的背景資料，這時她就把自己預先答應了的幾個至親好友孩子的名籍塞進去混在一起，在相關資料上塡是某某大議員介紹，反正上面信任，也沒有閒心去查，「勞院長的孫女就是這樣辦的」，她說。

第二年，勞的另一位小孫子又因七月間辦理小學入學時，因年齡差半歲（去年十一月生），要明年七月才能辦，就要拖延一年，「輸在起跑點」。少康知道了，就又幫忙，半個月就接到台中縣一所國民小學「轉學通知」的公文，順利「轉」到本市附近的明星學校入學。阮告訴勞是自己一位在教育部任司長的朋友幫的忙，至於究竟是別的縣市新生入學年齡較本市寬，還是司長朋友拜託了他外縣市任校長的朋友「額外通融」。反正這一公文只要沒人檢舉，也不會有人查，屬於哪一種，阮少康的司長朋友不肯講，他也未太追問。

這時，勞不但拿阮當好同事，甚至當是家人了，阮也就穩穩固固地拿一份高薪，在院安若泰山。勞鍾華甚至說要把醫院的股分分一大筆給阮，但年年開口，就是不見具體行動。

勞鍾華的大兒子遊戲人間，不事生產，當然談不到傳承衣缽。所幸老二考取了醫學系，但老二從小個性倔強，傲氣凌人，對父母不敬不親，勞幾次氣到要把醫院盤給別人，也曾考慮以股代酬，讓阮少康漸漸接掌醫院。但終於拗不過老婆的堅持及朋友的勸說，年紀大了，心意也慢慢轉變。

剛剛受完住院醫師訓練的老二被媽叫了回來，而且一來就做了副院長。慢慢地勞鍾華把財務及人事管理的權力也一點點轉給兒子，阮開始受到箝制。新興人類才不管你甚麼老臣、功臣那一套，與阮時常發生爭執，甚至年終發給阮的暗盤春節獎金也縮水。

一次阮與幾個老同學聚會，發覺過去不太瞧得起的張某在接替了他多年前的公立醫院總務主任後賣力幹了十年，也有一點成績，不幸後來與張因小事略有嫌隙的副院長扶正後，竟然放話說張在位十年，引進了很多私人，很多事張不出力就推不動，要拔掉這根「毒草」；張聽說後只是笑笑，也不習慣去解釋，拍馬屁。果然不久就被調爲醫院增設之額外秘書，冷凍起來。但張也還樂天，每天照樣上、下班無誤，甚至樂得離開了苦日子。阮問張感受如何，張說so, so！至少還可以享受十八趴呀！即使砍一半也可以過活吧！

另一位唐姓同班，二、三十年前去了台灣中北部一家幾百床的醫院，與醫生老闆合力打拼，現已當了副院長，醫院擴充至一千餘床還蓋了分院。雖然志得意滿，但最近忽然感覺氣氛不太對：老闆變得像劉邦，那自己就是韓信？新興人類不講啄食順序(Pecking Order)，才不管你甚麼老臣、功臣那一套哩！警惕之餘，以中、老年之年紀，毅然去報考並錄取了醫學大學的健康管理研究所博士班，每周念得津津有味，爲萬一有變時，可以到學校或醫管顧問公司任職，留下一條後路。

這天晚上勞副院長來電找阮，說要把地下室占一半的員工停車位外包，增加醫院收益，阮心想，又一項員工福利被剝削了，是殺雞取卵還是時代趨勢？猶疑間就回答說：這事不急吧！明天上班商量好嗎？何況我的小孩正感冒發燒，太太出去了，我要在家裡照顧。副院長電話裡語氣透著不高興，說：那你就順便把孩子帶來醫院看看吧，我在等你。不容分說就掛了電話。

阮一時不知所措。

第四章 醫院內部管理漣漪

十六 甲、乙、丙護士

白目醫生當著家屬面前說：他是鼻咽癌末期，本來就是要死的！

某尚未實施單一劑量的大學醫院，一天，丙護士在醫務室備好治療車後，推往各病室發藥。某病人拿到護士交給的藥瓶後，打開瓶蓋服用，當場嘔吐、痛苦呻吟，經急送急診處，急診處查出病人服用者爲LYSOL濃縮液，食道受到重度灼傷，不久更不幸死亡。

追查原因：原來該日有某甲護士將病房一病人已服完之口服藥空瓶（未撕標籤）分裝了洗廁所用之LYSOL一小瓶，放在更衣室角落櫃上，準備下班後攜回家中使用。乙護士略晚上班，在更衣室發現該藥瓶，以爲是哪位護士忘了，順手帶回醫務室「歸位」於藥品架上。不久丙護士輪值備藥發藥，事件乃發生。院長召集病房主治醫師、護理主任、人事主任及公關室主任，並請病人家屬到場，希望說明後與家屬和解。

病房主治醫師首先發言：這又不是我的錯，找我幹甚麼？而且病人是NPC鼻咽癌末期，本來就是要死的……。病人家屬聽後大怒，拂袖而去。

家屬走後會議繼續。人事主任說：甲護士竊取公物LYSOL，犯了竊盜罪，但醫院可以自行處理，開除了事。乙護士將藥瓶歸位，熱心主動，應記小功。丙護士粗心大意，釀起事端，最少要記過。

護理主任冷笑：憑甚麼處分甲，她犯了護理規範哪一條？乙護士則不但不應獎勵，還要處分，護理規範規定護士在工作場所發現不正常事端應報告護理長，不得自己處理，緊急時處理後亦應儘速報告。丙護士沒有「三讀五對」就發藥，要處分沒話講，但我們是大學醫院，所有獎懲都要報大學，由學校發布命令，公文來往被記者知道上了報，醫院半月不得安寧，恐怕還有人要受連帶處分。因此一切就由我們護理部自行處理好了。

公關主任贊成由醫院內部處理，但甲、丙護士的處罰一定要讓病人家屬感受得到，才能順利進行後續的和解與賠償。

人事主任被護理主任批評得滿臉灰，不悅地說：竊取公物不處罰，妳護短也未免太過份了吧！

護理主任反駁：我們專業人員只講專業倫理，你不懂少開口，而且拿點小東西不僅是護士，我在病房就親見有醫師下班時把塑膠針頭抓一把塞進手提包。

人事主任再損：不管怎樣說，竊取公物就要處罰，此風不可長，就算報大學也應該。

要報你去報，可別指望我會簽事件經過。護理主任態度蠻橫。

人事主任語調升高：妳不簽我憑甚麼報，這種大事，出人命的事，妳蓋得過嗎？

公關主任兩邊安撫，院長不發一言，會議不歡而散。

十七 王藥師

每個單位都有一位頭痛人物

淑珍於一年前調來某小型公立醫院任藥劑科主任，未久即發現科中一位資深的藥師王某很難相處，雖然他的工作能力及品質不錯，但很不願配合新措施，好爭辯，懶惰又講小話，十足的問題人物。淑珍一再找他談話，使盡心力企圖糾正他的態度行為，均徒勞無功。

近屆年度考績，王藥師竟公然表示他早已夠資格由技士升為技正，今年一定要升他。淑珍再度指出他的衆多問題，並在一次不愉快的爭論中明白告訴王藥師，他繼續這樣下去，永遠也不要想晉級。王藥師反脣相譏，態度變得更為粗暴，其後提出報告要求調職，聲言無論調到何處都可以，承辦行政工作也可以。

淑珍短暫考慮後，覺得長痛不如短痛，寧願自己再辛苦一點，暫時兼辦王藥師調走後的工作，在報告書上簽「擬同意」，轉呈院長室。

淑珍來院年餘，對藥劑科的改革成效有目共睹，但反對他的科內、科外同仁也不少，包括兩位臨床科主任。

王藥師擁有專業知識且經驗豐富，份內工作甚少缺失。(本案例部分內容取材自 James Hamilton casebook)。

十八 警察法於我何有哉！

駐警隊長滿臉大汗，總務主任輕鬆批文

某公立醫院駐衛警接獲報告院內有聚賭行爲，某日夜間部署查獲十餘位同仁，有資深職員、有工友擲骰子賭博，當場登記聚賭人的姓名、單位及查獲賭資(檯面)十餘萬元，賭具骰子兩付等。次日，由駐警隊長具簽呈報，經庶務組長蓋章轉呈總務主任、院長。

總務主任見簽上駐警隊長及庶務組長均未擬具處理意見，遂叫隊長及組長來面談。隊長說同仁在機關公共場所聚賭，觸犯賭博罪，按警察法規，機關駐警無權自行處理，包括賭資、賭

具應移送管區分局，由分局移送法院（檢察署）處理。

主任問：既然法令要移送，爲何不寫在簽上？隊長說：若按照規定移送，這些同仁就要以賭博罪起訴，不僅敲掉飯碗，而且可能被判刑（徒刑、拘役或罰金，均是刑責），他擔負不了此一罪過；主任說那就不移送好了。隊長說不移送也不行，除違反警察法外，尤其是賭資賭具，如果自行處理又有湮滅證據或侵占等刑責，無法私了。

總務主任腦中飛快一閃，想起他剛來時的一件事：資深的保管組長拿一大筆錢給他，說是醫院每月賣廢品，含紙箱、木器、過期X光片（上有水銀）等的錢，不經會計，歷來都是由院長及總務主任平分，院長及主任自由使用，不必報帳。

他拒絕收受，但組長堅持，說：據知以前的主任常拿這錢的一部份贊助室內「望年會」等活動，或犒賞組長等；主任不拿，以後望年會就辦不成了，每位組長每月也少了一份收入。而院長若因此也不拿，就是又減損了院長的小金庫，院長當做何想？

駐警隊長不知如何是好，站在主任面前緊張得滿臉大汗，庶務組長則建議：何不會請主管獎懲的人事室表示意見，自己不用負擔責任？

總務主任輕鬆一笑，提筆就批。

十九 基層主管遴用——你的領導意向及任事風格

知人，知事，知己

新北市某醫院醫療事務室工作愈來愈繁重，健保申報始終不順，醫院財務部門迭有怨言。最近費用申報組組長出缺，職位由你——醫療事務室主任暫兼。可提升任或新任人選有六位（均具任用資格，有意願就任，而院內候選者都口說不想做，其實暗中競爭激烈）。

趙某在該室申報組任職三年，工作熟悉，認眞負責，爲人不忮不求，但有點個性，與業務有關單位及醫師偶有小摩擦，對主管有時也不假辭色。錢某也在申報組，任職最久，工作尙可，同仁以老大哥視之，照醫院傳統及人情，由錢某升任極其自然，且可避免很多紛擾，但錢某有公務員心態，邀功諉過，決不吃虧，對交代的事像溫呑水，你急他不急，所幸尙無大礙。孫某在醫療事務室別的組任組員，與人爲善，不拘小節，工作表現也不錯，過去幾次主動辦理主任委辦之公私事務盡心盡力，令主任印象深刻。李某過去爲該院另一部門之成員，做事能力平平，但與院內幾位大醫師關係極爲良好，院長在非正式場合言談間，也曾坦承有醫師推薦李某接任組長。周某在南區健保局任小主管，因家庭關係想調來台北，健保局高級官員也曾向醫院推薦。吳某爲醫管碩士，無醫院工作經驗，但在校成績優秀，甚具才幹，獲醫管所長推薦。

二十 醫事行政權責重新建構

台大醫院器官移植出事，醫院組織結構惹的禍？

鑒於台大醫院誤植愛滋捐贈者器官於正常病人，造成醫院形象大損，醫師面臨懲戒，甚至民、刑事追訴之困境，擁有一千五百病床之私立明仁財團法人醫院董事長召見醫院院長商談稱：據他曾在美國大型醫院行醫多年的朋友說，醫院檢驗、放射等影像或數值判讀由醫師負責，但檢體收集、登錄、技術操作、列印、發送等則由技術人員處裡，由醫院另派一行政副主任負責管理，監督與考核，不勞擔任主任之醫師費心，也免醫師分心或負擔不應負擔之責任。「台灣財團法人醫療改革基金會」亦曾透露類似台大醫院發生之錯誤，只是冰山一角而已。董事長深恐類似事件在本院發生，是否應參照美國，重新建構本院醫事行政組織。要求院長先看一位台灣學者國科會研究報告：「中美兩所大學醫院高層組織之比較圖」，於一個月內提出組織改造方案供董事會議討論。

個案故事集
第五章 醫院建築與廠商

二十一 官不修衙——楊院長提心吊膽

「又綁標、又圍標，工程底價也洩漏了。」還有更頭痛的事哩！

楊醫師從內科主任一舉調升到另一公家醫院當院長。履新後高興沒幾天，發覺醫院正進行一件五十億元，十五萬建坪的醫療大樓新建工程。首先遭遇到上級機關對設計案的一再干預，對於大樓位置、造型、高度意見極多，甚至連顏色與外牆結構也要管：紅瓦白牆、三角窗，完全不顧院方規畫。總算由院方讓步，接受指示定案，已屆十月。其間，又風聞主辦工程案件的馬主任油水不少，與本案建築師過從甚密，在全台公家工程不斷出紕漏，首長或捲入，或負連帶責任勤跑法院，媒體含沙射影羞辱下，頓感心情沈重。

他從友人處聽說延聘營建管理(CM)可以幫他監督，也可以幫他負擔責任，但是上級批駁了這一請求。友人又告訴他：設計及發包作業常常發生建築師綁標，廠商圍標，害得官員也吃官司，他就要求將工程預算中所有指定特殊材料、獨家廠牌的地方圈出供他審閱。屬下照辦後，他帶回家中連夜查看，辛苦備至，但建築師及馬主任對每件指定似乎都振振有詞，說設計案都是這樣的，不值得大驚小怪；一兩處明顯講不出道理的則推說是手下大意，因時間急迫，工作量大，無暇細看等，答應改正了事。

依法令規定，新建工程須於會計年度內發包完成，憑與廠商所訂合約申請保留預算，否則經費歸零，不但白忙一場，以後縱能再申請到此一經費也不知是何年何月的事，這延誤重大建設的責任誰也擔當不起。

一切準備妥當已是十月，年度即將終了，正屆上網及登報招標時刻，楊院長又接到密告說該發包案中廠商資格、開標時間、開標方式及契約內容等規定均有便利圍標之嫌，而且工程底價也洩漏了。

上級機關也接到這些檢舉，但並不給他指示，只以公文叫他「善盡留意，依法行事」，唉！「官不修衙！」古有明訓；楊院長提心吊膽。

二十二 華髮加天佑——楊院長全身而退

管錢、管權、管工程，哪有甚麼好東西，還受獎勵呢。算他們狗命好！

醫生院長本不必太參與工程作業，但楊院長責任心重，又是一件社區矚目的大建設，所以常常親自處理，勞累不堪又揹功過。

五十億、十五萬建坪的新醫療大樓總算在限期內發包出去並與廠商正式訂約；但在開出標單那一剎那，全場的人都傻了眼。

先前層峰核定本工程採統包，即建築、水、電、空調等一個標。投標廠商踴躍，但卻被黑馬榮堂營造以低於底價三分之一的「最低標」搶去，也低於次高標約三億元，換句話說，比院方當初嚴審核算過的底價還少了四、五億元，這工程如何做下去？

楊院長、馬主任驚懼憂心之餘，問廠商是怎樣打算的。榮堂老闆當場答道：我們是誠正商人，本標標價低有幾個原因，一、本廠新近完成了一個大工程，大批人員，機具眼見要閒置，剛好接上貴院這一工程，間接成本省掉不少。二、上一個工程本廠備好了大批建材鋼筋、水泥，業主建到一半忽然縮減規模，害公司空有一大筆呆料，這工程正好用上了。三、幾年後桃園航空城要興建，投標廠商須有相當的業績資格，本工程可以爲公司增加以後的投標機會。

楊院長將信將疑，但一切合手續，也只好與他訂約，另收差額保證金。

建築分兩棟，先蓋門診大樓再蓋主體大樓。

榮堂將兩棟大樓再轉包給二家廠商，先賺一筆。契約信誓旦旦：不得轉包；但廠商說是「分包」，沒法打文字官司，只得睜一眼閉一眼。

第一個包商做好假設工程(圍籬、施工所、聯外道路等)，就開始拖進度，完全不像先前說的「大批人員、機械」有備而來；偌大工地，每天工人小貓三、兩隻，零零落落；但也不停工，只是落後進度，不知葫蘆裡賣的甚麼藥。醫院催問，就給你來個虛與委蛇或相應不理。契約上沒有進度落後可以隨時解約的條款；就算有，醫院也不敢用，一則怕社會及上級指責：廠商低價得標，醫院賺到了，卻毀約，是不是有甚麼鬼？再則解約重來對公家機關總是大事一件，能免則免。

舊曆新年，老闆來楊院長辦公室拜年，訴苦說一年多來物價上漲，原包價已買不到應有工料，懇求准許調高單價或以其它方式補貼，一面拿了一個水果禮盒擺在桌上，將禮盒靠楊院長面前的一邊揭開，裡面是一厚疊百元美鈔。

楊院長勃然變色：請拿回去，我不是那種人。老闆說：過年討個喜嘛，只是水果而已。楊見他不走，就按鈴叫秘書進來，老闆只好收拾禮盒而去。

榮堂營造又以建築圖設計不周延，恐有安全之虞為由致函醫院，要求追加工程，但建築師檢討後回覆不必。

馬主任應台北工專老同學之邀，在一個私人俱樂部晚宴，進門後見椅上坐了一群鶯鶯燕燕，發覺不對轉身就走，回家又看見一箱紅酒及一個信封，寫著榮堂老闆的名字；第二天帶了紅酒及信封向楊院長報告昨夜經過。

楊院長問：遇見這樣的廠商怎麼辦呢？

馬主任說：我也不確定。不過幸虧當初用心，採取了一些措施，例如榮堂原提出的擔保廠商名不見經傳，我們堅持不同意，終於換了一家非常殷實的大廠，萬一有事，依契約擔保廠商要接手或賠償。其次，他們標價低了三分之一，我們除收了差額保證金之外，在合約單價調整時，又將地下室及結構工程前段付款的部分調低了些，後段裝修，水、電等部分相對調高了些，這樣他們就非做完不能有利潤了；在工程進行時倒閉或一走了之的可能也少了些。

經過醫院及建築師不斷催逼、情商，榮堂也死了心，開始認眞趕工，但多月的耽誤怎樣也趕不回來。第一個大樓：門診大樓眼見工期已到，進度卻只完成百分之八十五，最少還要再一個月才能完工報驗。

馬主任與楊院長商量：工程進度及合約期限是公開資訊，榮堂要求延期一個月完工，會計及政風室堅持不同意，一切要「依法行事」，每逾期一天按合約罰款新台幣三百萬元，三十天就是九千萬元。廠商下包早已聽到風聲可能延期被罰鉅款，要求榮堂每日發給現金才肯繼續施工，若依會計及政風要求罰款，則不但榮堂不甘損失可能走人，衆多下包商也必一哄而散，後果不堪想像。

嘿！換我是榮堂，扣我九千萬，我寧可拿三千萬與醫院打官司也不甘平白認罰，楊院長說：何況現在破舊的門診大樓要等到新大樓完成搬進去，才能拆屋整地蓋第二棟大樓，廠商跑路，新門診大樓完成百分之八十五也無法使用，以後的工程在公家文化按部就班手續下就更不用說，整個重建計畫就泡湯了；而收拾殘局更會磨死人。

可是會計主任很堅決，我們吃不完要兜著走啊！馬主任一臉無奈：房屋完不完成，才不是他們關心的呢！死抱一本法令；廠商倒了，我們沒房用，他們或許還能得到一個「守法」的美名呢！

這樣好了，楊院長想了想：我們大家來負責，還要找一位長官背書，邀請長官及建築師、兩位副院長一起開會，會計、政風也參加；我說服他們順利啓用的重要，你就要在工程理論上作文章。

「合約工期馬上就到了是沒錯，開罰也應該」，馬主任在會中報告：不過大樓地下室牆面最後一道油漆是醫院要求廠商延期的，因爲空調未開，地下室先油漆，以後容易斑剝，變色；其次一些電氣插座，天花板調整也是醫療使用單位先進場看了之後要求調整的，這些都應該給廠商額外工期才合理。

馬主任對榮堂先前一副吃定醫院，不慌不忙的態度恨得牙癢癢，但現在卻要替他們開脫，心中不是滋味。

建築師支持馬主任的說法，楊院長再曉以大義，會議無異議作成決議，給榮堂在合約外延長一個月工期，換句話說，就是「免罰」。

第二期主體大樓量體更龐大，承商將外裝(外牆)及內裝(隔間、水電等)又再轉包給不同的兩家下包。按工程慣例及進程應該先做外牆及門窗再做內裝，但是外牆下包不滿意包價，要求榮堂加價，榮堂不肯，下包商就擺著不做，與榮堂互比耐心，哪管你醫院急得如熱鍋上的螞蟻！拖了半年，內裝廠商早已備齊物料，急著要施工請款，就不顧大樓有沒有外殼，先將隔間石膏板、電線等做起來。這時若來一個颱風，斜風暴雨，就好像人的五臟六腑沒有皮膚遮擋，所有內裝就都要泡湯、爛掉，屆時必定糾紛迭起，責任難分，廠商只顧吵架爭錢，工程無疑將長期被拖下去。

可怕的現狀僵持一、兩年，每到颱風季節楊院長與馬主任就難以安眠：不是因為天熱，而是颱風一來，不但前功盡棄，長官及社會一定指責無能，甚至衍生出造謠生事、不得安寧，楊院長急得頭髮都白了。

真是老天保佑，從來每年必有一兩次大颱風的台灣，這兩年竟過門不入。

外牆工程經過楊院長與馬主任持續努力，甚至找到建築界大老及工會勸說，榮堂終於同意給下包略加費用，外牆也就加速施工起來。

但「工期」問題又來了！這一次更差了半年。眼見又要遭遇前次驚濤駭浪，這一回楊院長學乖了，防患未然，找馬主任及建築師密集協商，在馬主任一百個不甘願下，由建築師一肩扛起：累積並誇大業主(醫院)及建築施工上需要的一些零星變更案，對外說是「從寬認定」，會也不必開，由建築師簽出，醫院核准，准予追加工期一百五十天；又默許榮堂工期屆滿時先報完工，建築師及業主在訂定初驗日期時，行政手續慢慢來，再給一點時間讓承商依圖說完成。

意外的是完全不懂工程又不虛心求教的麻醉科主任在風聞廠商「報完工」後，立刻下令舊手術室停刀一周，下周起到新院開刀。但隔兩天聽護士說新手術室就像剛從娘肚子裡產出的嬰兒，全身血淋淋、濕答答的，哪能使用？他親自去看，果然不是插座不對，就是龍頭不出水。

一向質疑楊院長「只重共同科及內科設備，偏心」的麻醉科主任盛怒之下召開記者會，攻訐楊院長、馬主任「勾結廠商，貪贓枉法」，媒體大肆喧染，臆測不斷。

馬主任幾句話就打發了上面來查的長官：「完工不等於啓用」！廠商報完工後要經過初驗，複驗，改善缺點、接水電、試俥、清潔後才能使用，起碼五個月，不信去問建築師好了。口裡這樣說，但心中暗自慶幸上級與媒體打蛇沒有打在三吋處，沒有提到展延工期細節。

媒體終於歇息，麻醉主任灰頭土臉。

功德圓滿！全部建築「順利」完成；楊院長與馬主任還同受上級頒獎。

啓用典禮上馬主任內心忿忿不平：公務員不能依法行事，還要幫助不肖廠商擦屁股，圓謊，這是甚麼社會？「官不聊生」！難怪熱門了幾十年的公務員文官考試今年報考人數首次大幅下降。

坐在典禮會場的另兩位院內同仁互咬耳朵：他二人竟全身而退，難得呀！管錢、管權、管工程，哪有甚麼好東西？還受獎勵呢！老天爺不長眼，算他們狗命好！

第六章

醫院院長每天都做些甚麼事

二十三 王院長的一天

人事室做好人，王院長做惡人

早晨八點正，王院長就換衣進入開刀房刷手，爲朋友的小孩環割包皮（實際由住院醫師執行），手術完成後來院長室，才上午九時左右。他進入旁邊的小會議室，兩位副院長、特助及秘書、企畫主任已到齊就位，準備召開晨會，這會實際上是醫院的眞正決策場所。今日議題只有一個，就是與城區另一端一個小醫院的醫療合作專案。緊臨該小醫院是一個與本院競爭的大醫院，小醫院捨該院不就而來與本院接洽，但所提回饋條件不理想。除一位副院長表示不妨先接手，再徐圖之外，多數認爲現在醫師難覓，接手新醫院恐將影響本院醫療水準，但也有一些科主任在本院沒有晉升機會，受「一山難容二虎」的困擾，而贊成立即接手。王院長深知在FFS (Fee-For-service) 下，只要經營得法，多多益善，但鑑於會計主任一向保守，就裁示說，商業的事他們都不內行，且此案若成立，遲早要通過董事會，故決定與董事會談過再議。

散會後，院長室門口已坐了好幾位先生女士，王院長與其中一人握手，稱其爲議員，吩咐秘書叫工務主任上來，向該議員簡報一項工程招標案(據稱有綁標嫌疑)。一面招待一位蔡先生進入室內晤談。同時交待秘書爲其他的先生女士，包含幾位醫院主管，安排會議或會談時間。經過秘書處理後，有半數的人被直接介紹到部門主管去洽談，另外的人排了數日後的時間，因爲院長近日內的會面時間已排滿。

蔡先生是來應徵本院內科主任職位者，其學經歷已經人事單位審查無誤並大致了解薪酬，唯此次會面表示希望將一年的保障薪(每月二十萬)延爲兩年，院長說可以考慮，唯也說明將來可能對主任設定薪酬上限，請其諒解，談妥後即面告蔡主任可在下周一上班。

客人走後，拿起桌上的第一份公文，原來是人事室簽報近日抓到多位護士代打卡上班的議處案件。簽報經人事考評會決議，姑念初犯，均予口頭申誡結案。院長氣上心頭，護理部對所屬管理鬆懈，素有令名，也出過一些事，此次再要善了，何以伸綱紀，避免該部繼續沉淪？抓起電話責備了人事主任一番，人事主任說這是人評會的決議，副院長問他如何處理，他只說了從口頭申誡到記過都可以，若記過，將影響彼等年終考績，其間有資深者，甚至將影響其升遷。人事主任也坦承，彼來到本院未久，得罪了這些護士及其主任，以後不好做人做事。院長聽了更爲生氣，就在人事室公文上批了「加重處分」四字退回。正要處理第二件公文，秘書進來說董事長來電說有重要的事，請他現在就過去。

董事長見面後先稱讚說最近醫院病人多，經營得法，盈餘超前。接著提議二事，一為醫院位置適中，停車位一位難求，董事長受到地方壓力，要求醫院撥出三十個免費停車位供董事會支配使用。另一為董事長考慮到醫院發展需要，擬將院址旁董事長企業所有的一幢員工宿舍一、二讓售給醫院辦理精科日間留院治療，請醫院籌措購置款項外，並具文向該企業關係銀行貸款修繕，及去函地政機關變更該樓原屬之工業用地為特定事業用地(即醫療用地)。王院長表示醫院盈餘董事會有權支配，撥用免費車位，收入減少，只要董事會諒解就好，原無不可，但近來病人及員工要求停車空間甚切，不能增加反而減少，恐會引起反彈。

至於後者由於過去經驗，他心中了然董事會必有重大經濟算盤，不打算擋人財路，恐怕也擋不住，就推說擴充規模要經衛生署同意。董事長說近有修法，兩百床以下報地方衛生主管機關核准即可，本院過去不是瞞天過海，每次都只提三十床、四十床，現在已經不知不覺擴充了四百床嗎?至於停車位問題，實在受到集團壓力，請院長幫忙擔待一點。王院長唯唯諾諾，不敢反抗，也不願當面衝突，心中盤算如何打消撥出車位之要求，以免對員工及病人無法交代。

王院長回到醫院院長室，正生悶氣時，忽然門口傳來外科劉主任的責罵聲，接著就破門而入，大聲怒吼說缺人的細專科不努力幫忙找人，卻接二連三塞來已經人滿為患的一般外科，影響大家的PF(Professional Fee)，醫師費收入，尤其最近搞甚麼以病人為中心宣導活動，甚麼秘書室、企畫室不停地以病人投書要求醫生答覆，還嫌不夠具體，要求補充，每天刀都開不完，哪來時間處理這種事？醫生賺錢雇養行政人員，卻反過來找醫生麻煩，院長是怎樣管醫院的！

王院長哭笑不得，扳著臉說會叫秘書主任去給他說明。

怒氣沖沖的劉主任剛走，工務主任又陪同議員前來說，工務的解釋議員仍不滿意，定要找院長理論。王院長聽了雙方說詞後就正色地對議員說，這個工程我們老闆（董事長）公司承包的機會確實多一點，但我們不是公家醫院，甚至不必公開招標，你要做這工程，請直接去找我們老闆（心想：諒你也不敢），我沒甚麼好說的，議員怏怏而去。

心情稍微平息後翻開第二份公文，又是人事室送來的各單位年度績效評分。醫院規定員工獎金根據績效積點發放，單位績效方面由單位自評（占百分之三十）、單位互評（占百分之四十）、院長評分（占百分之三十）。翻閱一遍，人事室前兩項積分又是最高，企畫室又是最低，想起不久前看到的一份報告，病人關係室調查急診病人滿意度，對醫生滿意度最低，社工人員滿意度最高，不禁好笑。醫生手忙腳亂診視病人，會比只須扮演天使角色的社工人員更受好評嗎？提筆給了企畫室滿分三十分、人事室十八分。

此時電話響起，一位中基層幹部（王院長佈置的暗樁）說某行政主任因不滿院長未核准其延遲退休（已延退一年），還派員清查他單位的零用金帳目，懷恨在心，正暗中蒐集資料，要向董事會，甚至社會揭發院長用私人、收回扣、管理不善等。講完電話後，王院長自忖無重大缺失不至受制，但世事難料，難保過去沒有小事不經心，甚至遭人設計、陷害、無端受過，即使全無問題，受檢舉鬧新聞終究非好事，暗中打算如何消彌麻煩於無形。

中午十二點有各種的便當會議進行，幾乎從無例外。他照常利用午會前的半小時，拿了醫療事務室送來的昨日住院VIP名單，連同經他開刀住院病人的卡片，放在白袍口袋，到病房一一問候，還習慣性拉拉病人枕頭，囑咐陪同探視之護長用心看顧，然後來到午餐會場。

醫院的「預算委員會」本來是副院長主持的，但這次會議有困難議題，副院長解決不了，請院長出馬。醫院的預算看似龐大，但會計上要先編列人事、利息、藥材購置、折舊、維修、管理等基本營業費用，已所剩無幾，除非編列資本門特別預算，能用在設備擴充，更新購置者幾稀。新年度各科部提出的購置計畫及預算都自列為第一優先，互不相讓，好不容易獲得勉強同意，將共同科的預算優先列入，及將研發用或病人較少的儀器刪除，所剩預算仍不敷分配，爭執最大的是外科的紗布計數盤及骨科的骨密檢測儀。外科主任講去年開刀房因一例異物遺留（紗布），害醫院賠了幾百萬，主治醫師（未親自執刀）自己也賠了幾十萬，以後再要發生，大家都要崩潰了，所以應速購置紗布計數盤，雖額外增加開支及可能有環保顧慮，影響醫院管理績效，但可一勞永逸解決紗布問題，護理部當場附和。但骨科主任主張該日出事，開刀房之護士排班顯然有瑕疵，才會發生紗布遺留而不自知，醫院開了十幾年都未發生過此事，計數盤也不見得就能百分之百防止人的疏忽。現在幾乎任何醫院都有骨質密度儀，對骨科的診斷及醫院的收入都有幫助，而本院尚未構置眞是笑話。外科主任則再度發言，認為骨密儀臨床效益不大，而紗布盤事關病人安全，若二取一，則非買後者不可，二位主任相爭，甚至面紅耳赤。院長一面聆聽，一面腦中閃過上午處理護理部多位護士代打卡的公文，遂詢問護理主任有無把握不再發生紗布遺留情事，護理主任支支吾吾，但最後不得不同意保證不會再發生，院長也就順勢裁定購骨密儀而不購紗布盤，並對外科主任投以歉意的一瞥。

下午有每周一次的固定門診，因爲開會耽擱，好在事先安排了一位同科的年輕醫師替他看診，先處理慢性病固定拿藥或換藥的病人，王院長直到下午三點才能去門診接手。王院長進入診間，先把站在醫師椅後的一位propa趕走，接踵來了一位老先生，拎著一隻雞，翅膀還在不停地拍打，開口就說，我鄉下大老遠趕來，就是要給你看病，吃你的藥我才會好，剛才的實習醫生我不要看，等你到現在。王院長推卻無效，只好尷尬地收下，但心中自有一分溫暖。看完了老先生再看其他病人，不覺已到下午五時許，跟診護士下不了班在角落唉聲嘆氣，但不敢被院長看見、聽到。

按照衛生署的規定，醫療品質審議委員會每三個月要開會一次。下午五點半，王院長又坐上了品審會主席的位子，但這一次的品審會偏離了主題，幾乎變成了發牢騷會。在例行的各分組，如病人安全組、感染組、TQIP（台灣醫療品質指標計畫）組等報告後，放射科醫師說健保通知，本院CT、MRI（電腦斷層、核磁掃描儀）的陽性率太低，主要來自急診科，但醫院卻要扣他們（放射科醫師）的PF，他們也不是開單醫師，控制不了別科醫師的行爲，爲何要做代罪羔羊？婦產科醫師道，他一次開刀用了兩條縫線，健保通知刪除一條，打這種小算盤眞可笑。泌尿科代表說醫院評鑑指出他們洗腎病房的轉陽率太高（百分之十），扣分，但是他們已經做了各種的努力，包括逐次更換面板面膜等等，仍無法顯著降低感染，要實施分區護理，人員又無法調配，求救於人事主任，人事主任說加人不是他的職權，且告訴他，董事會規定人事費不能超過百分之四十五，每年還最好減幾個百分點，才有獎金可拿，反而不如公立醫院。大家議論一通，沒有結論，爲要趕一個院外的餐會，只有草草結束會議。

整裝赴宴前，王院長回到院長室停留一下，發現桌上有秘書留呈的兩封密件，一是董事長密封轉交的年終特別獎金一百萬元支票，另一封則是法院的傳票，身分爲被告，囑於某日到庭爲過失致死案陳述。這事發生在一兩年前，已不是第一次上法院了。在該案中，王院長爲病人做食道手術，術後病人情況不錯，他就放心南下高雄，與早已約好的一攤人來個餘興，放鬆筋骨，沒想到病人病情突然變化被送進ICU，ICU只有住院醫師，手足無措，接到消息趕回來時，病人已回天乏術，以後的庭訊，住院醫師及護士亦曾出現對他不利的證言，纏訟至今。

晚宴在五星級高級餐廳舉行。王院長喜歡交友，以前更是應酬不斷，有時一天有好幾場，現在做院長收斂了一點，又擔心狗仔隊，應酬反而少了。但今天是扶輪社的定期聚會，還排了他專題演講「腸道營養」。最讓他感動的是主持人扶輪分社社長在他演講後致贈一幅原木扁額，上寫「醫者楷模」金字，全體會衆起立鼓掌達一分鐘之久。

他今晚也放心喝了幾杯，司機開車門迎候，他微醺中鑽進座車。

二十四 王院長的又一天

管不好醫療，算甚麼醫生院長？

在百忙的院務中，恨不得一天能做兩天用，但今天一早，王院長卻搭乘了第一班高鐵南下高雄，既不是爲公事，也不是爲私事，然而他還是向衛生局請了半天的假，以免落人把柄。一周前，南部某大醫院院長的尊翁辭世，發來訃聞不算，還親自打電話給王院長，要他以校友會理事長的身分親自前去祭拜，晚上還要安排一場南部校友的聚會，絕不可缺席。王院長說這天（今天）中午醫院開院務會議且有重要議案，也是「絕不可缺席」，但該院長校友好說歹說，說他不去即面上無光，甚至有影響友誼之虞，王院長拗不過，只得答應去祭拜，但中午要趕回來主持會議。

王院長經老師推薦，離開原工作之私立醫院，來到現任職的市立民新醫院已超過一年了。來院之後，他就決心積極有所作爲，不但要管好醫院，而且要對得起病人。首先，他將聘期屆滿，幾位兼任總務主任、醫療事務室主任、病歷主任、營養主任職位的資深醫師「不續聘」，讓他們回歸專業，專心看病，內升行政人員充任各該職，一方面進行行政革新。在經過秘書室調查統計後，以半年爲期，將過去半年各部室（含院長室）召開的大大小小各種會議（企畫室主任曾經同時擔任了十五個會的「執行秘書」），硬性規定減少一半，以導正各單位主管不負責任，「以會養會」的歪風。一方面嚴格執行查勤，嚴肅工作紀律，員工離開座位十五分鐘以上要向主管報告。他自己且不定時在上班時一再突擊，到幾個有問題的主管辦公室「談公事」。清潔工人常常在辦公時間把一個辦公室的人全部趕出室外，爲的是要打蠟半小時，不在下班打蠟的原因是單位工友或同仁不願留下來監督，以免耽擱下班時間。

頸動脈超音波檢查室，胃透視X光室不管有多少病人登記，一天都只做兩、三個，因爲技術員是由別的檢查室調來兼任，一天之內還要做別的事。醫生也忙東忙西，不願額外多打幾份報告，以致有時一位病人看診後，無法在下一周看到結果，甚至拖延幾周以上。王院長下條子規定，打蠟一定要在下班後，無論甚麼檢查，都要在三天以內進行，每天排到的case一定要檢查完才能下班。

他另外又成立資材中心、成推小組、品管中心。各單位都要擬定品質計畫，寫願景，工作改進提案，叫企畫室管考、稽催。他公開說絕不能讓任何員工閒著，「小人閒居爲不善」，沒事要找事做，只有忙碌的人才能對團體產生價值，對自己產生價值。又叫人事室公文通知各單位，今後各單位員工出缺不補，要申請名額須經人力運用小組審核通過，院長批准，以打破多年來各單位勞逸不均，主管視缺額如私房的現象。

一年以來，醫院同仁對他的評價兩極。醫生對行政效率的加強感到滿意，員工也很多擁護他，但反對他的更多，甚至有一個衝動型的基層職員一天在大廳相遇，直呼其名地罵他「官僚」，拿員工不當人。在市府同僚方面，有些人對他敬佩，有些對他敬而遠之。

衛生局擬議整合各市立醫院為一個「聯合醫院」，多數院長消極反對，說市醫水準還只能做社區醫院，醫院病人百分九十以上為本社區居民，可見各個市醫應該因地制宜。聯合醫院跨院看病之說只是打高空，醫院「聯合」了只會增加官僚，red tape，失去彼此競爭求進步的契機等等。但王院長明裡暗裡都支持此項改制，認為唯有聯合成一大醫學中心型醫院才有競爭力及節省各自為政的巨額人事、購置經費。

很多院長氣他，暗諷他拍局長馬屁，甚至大肆宣揚在SARS期間，衛生局長動員局內同仁提著小塑膠桶，挨家挨戶送消毒藥水(因為住戶懈怠不來領取)，王院長也叫院內的職員、工友送漂白水至附近的社區家戶中，又不發加班費，引起員工怨聲載道，偶然傳到他耳裡，他只是當耳邊風：「我曾經為市立醫院員工之權益與市府長官槓上的事他們為甚麼不講？局長要調我院重要人手到局裡辦公我不同意，他們為甚麼也不講？」這些：聯合醫院、送水，都是他認為對的事，他就付諸行動並直言不諱(甚至不考慮自身權益)，笑罵只有由人。

王院長本來是喜歡交友的人，但在前次私立醫院任內的幾件事，使他體會到與少數同僚或長官太過親近的危險，所以他現在奉行「君子群而不黨」，但由於他的認眞個性及工作狂行徑，使他在「群」方面也不是很理想，群而不黨本來就很難。

到民新醫院未久，王院長就一直爲醫師的懈怠感到憂心。過去，在市醫普遍管理鬆懈的環境下，醫師拿紅包成習，有些醫師以在自家診所看病爲主，到市醫上班爲輔，每個都肥肥的，賺飽了。後來整頓，又實施PF醫師費(收入抽成)，多數醫師倒能振作看病，但少數資深醫師則觀念一變，口口聲聲醫師是「拿命在看病」，工作勞累，細菌充斥，醫師的壽命比一般人短等等。最近更因爲病人權益高張，醫療糾紛層出不窮，所以盡量避免開診、看病人、開刀或收病人住院。一些醫師計算在醫院裡已工作了二十年，公務員薪水連PF，一個月二十萬的收入也可以「養廉」了，所以門診只開一診，少收住院或開刀病人，稍有麻煩跡象就叫他們轉診。急診處按規定要由主治醫師值班及夜間on call，能找到理由不參加值班就不值班，夜間on call用電話指示診療了事，反正夜間上班者多爲住院醫師或後輩醫師，也不敢拿他們怎樣。

當然這一切，倒楣的是病人及醫院的業績。另有一些熱心醫師剛好相反，不但多看門診，收住院病人，做檢查、開刀，有時還搶別人的病人，忙碌不堪，然而犧牲了品質。市府規定PF上限爲二十萬到三十萬，民新醫院一直以三十萬爲上限，超過的就要打折，這些醫師還一直不滿，抱怨連連。

藥事委員會有權決定進用藥品、醫材，連藥品包裝都有學問，權力很大。名爲主治醫師互選，但多年來一直都是由那幾個資深的醫師當選、把持，一般醫師不滿在心，但也不願發難改革，做壞人。此外，保護病人，提升品質的「醫生自律機制」幾乎等於零，雖然衛生署規定有品審會等機制，但大多爲表面文章，醫師自行其是，各科顧全顏面，息事寧人，adverse event就永遠成了見不得人的密室風浪，長此下去，診療品質永遠無法進步。

在三百公里時速的高鐵車廂舒適座椅上，王院長並未閒著。他在想過去一年來在行政改革上雖有一些小小不順利，大致都能按照他的意思達成。說實在，這不算甚麼，他想，行政一事，只要「武官不怕死，文官不愛財」，只憑天生的良知良能，稍有資質的醫生都可以辦到，但是行政管好了，醫生管不好有甚麼用？唉，眞是「行政易行，醫生難醫」，這是醫院管理的鐵律？但管不好醫療，算甚麼醫生院長？本院醫師不是不能改，但就是有那麼一位副院長帶頭作梗，除了鼓動醫院醫師情緒，說些似是而非的話以外（例如他讓醫師不兼行政主任，回歸本業，也被說成是爲了任用私人，樹立勢力）。更麻煩的是，該劉姓副院長，在藥品採購的作業上結合了部分名醫及市議會議員，成爲利益團體。

任何改革都困難重重，搞不好醫師集體求去，那他這個院長也就岌岌可危了。但是一則良心驅使，再則他最近上院外EMBA課，聽老師講名軍事學家蔣百里說：「善戰者無赫赫之功」，事業險中求，不糾正醫師的一些歪風，他這院長也是白幹了。萬一鬧得不可收拾，他也是「求仁得仁」；所以在他今天的院務會議中提了幾個議案，一、病人饋贈處置辦法：員工

(主要是醫師)不得接受病人金錢饋贈，若爲禮品，其價值不得超出三千元，且年累積收禮不得超過十次或三萬元。二、每位主治醫師每周開診(門診)最少兩次，常態由住院醫師代診者，需事先呈院長核可。三、每位主治醫師都要輪班在急診室值班，夜間急診on call必須到場，未到場者須以書面說明理由。四、掛號不得限號。五、PF上限降爲二十萬元。六、藥事委員會委員由內、外科系各三名，共同科系一名，分別選出，每年改選，限連任一次。七、成立小組，研擬醫師執業績效，主要是「併發症」院內通報制度。

醫院院務會議議案很少有投票情事(選舉案例外)。爲減輕阻力，王院長事先做了兩項安排。他放下身段，登門拜訪了幾位較正直的科主任，拜託務必支持，且要在會議中發言。另又見了衛生局長，報備這一改善，局長未置可否本是在他意料之中，但總算先打了招呼，就算怪罪也會好一點。

由於時間控制得宜，王院長於上午十一時半即趕回醫院，甫進大門，事務股長及出納股長正面相迎。事務股長趨前報告：院長交代的退回某同仁赴院長公館送的禮盒及禮金，已由他親自與司機赴該同仁家退回，遵照院長指示，不強求該同仁寫收據，但他(股長)及司機已寫了經過簽呈，送院長室備查。出納股長則趨前報告說：今日有幾件大額的採購案件及工程案付款，拜託院長早點將支票蓋出來，廠商等著用錢。

走進院長室前廳，一位常幫醫院在議會發言，與院長關係也不錯的議員站起來笑臉相迎，急忙讓進院長室(及他帶來的幾位朋友)入坐。議員說等院長好久了，這事非院長幫忙不可。一面介紹同來的一位中年人，說，該朋友之父親前天晚上十一時半在醫院「內科急救室」死亡，因爲家庭嚴重迷信，前天死亡爲大兇，昨日死亡爲大吉，對子孫影響匪淺，請院長幫忙將他在ICU的死亡時間改爲昨天凌晨一點，家屬將感激不盡。王院長心想，是這樣嗎？恐怕更大的原因是財產處理或稅捐問題吧！口裡並不說破，只爲難的說，ICU的醫師、護士都曾親自處理，且一定也已經記錄在病歷上了，何能修改？議員說：你跟他們講一講就好了嘛！我也是醫生，病人心臟停止跳動，醫院都要按壓半個小時才宣佈死亡，以示搶救及安慰親人，朋友老爸心臟停止後應該可以多按個半小時，不就拖過早晨零時了嗎？至於病歷，另外寫一張，只改那一點點，抽換一下也很簡單啊！說完，用異常熱切、期待的眼光逼視王院長。王院長低頭，迴避他的目光，說：對不起，我沒辦法這樣做，他們不一定聽我的，再說，這是違法的，你交代一下很輕鬆，我說不定要坐牢。議員繼續施壓，王院長堅持不肯，局面在尷尬中結束。議員說，王院長，我一直是你的朋友及醫院支持者，這一下我不知道怎樣做人了，拂袖而去。

王院長忍著心中的氣憤及不安，拿出出納組卷宗在支票上用印。他一疊疊拿起代支出傳票查看，一張張支票蓋印。他若出差時，會將印章交秘書代蓋，事忙時偶爾還會叫小妹進院長室代蓋(只須核對受款廠商及金額就可以用印)。一般原則上都是他自己蓋，除了防弊外，也使自己對全院的活動多一層掌握。

院務會議倒是意外的順利，雖然討論熱烈（這是民新醫院很少有過的事）。開了很久（拖到五點半才散會），對七個議案都通過（由院長結論通過），只對於院內通報小做修正，改為院內良性通報。順利通過一大原因也許是劉副院長沒有出席吧！劉副院長事先已知道今天的議程，故意請假不出席，一般推測他是「不替你背書」，留下以後迴旋的空間。王院長雖獲得暫時勝利，但以後的發展仍是一未知數。

二十五 醫管管甚麼？——一個退休中層醫管人的告白

台灣醫院院長都是醫生，應以管醫療為職志，鼓勵好醫生，約束壞醫生，全面提升診療品質，做這些病人直接看不見的事情

一、「醫管」正名

「醫管」一詞，於一九三四年芝加哥大學設立「醫院管理研究所」(program in hospital administration)開始，一九七〇年代起，一些大學改稱醫療照顧研究所(program in healthcare administration)等。台灣於一九六五年新竹元培醫專設立「醫務管理科」，以後於其他學校陸

續設立，名稱不一，近幾年來更是百花齊放，如「健康科技管理」等亦爲系、所名稱，似爲順應潮流，重科技，輕人文，變花樣，輕實質，如「坐月子中心」，改爲「產後護理中心」等；三代以下無有不好名者。

不論名稱怎樣變，除大致都有一「醫」字外，據美國統計，以企業規模(資產、人力、經費數量組合)視之，醫院爲除國防工業外之第二大企業(industry)，台灣諒亦相似；醫院在醫療體系中是最大主力。健康當然重要，超過醫療，但如何管理健康卻是大哉問。醫療保險名稱改爲健康保險，在觀念上導正國民重醫療、輕健康之惡習，標示宗旨，確有見地，但實質上健康保險絕大經費都用在醫療，談管理，不該管這一塊嗎？

很多大學系、所以「醫務管理」爲名，這就像是六〇年前的一句名言：「醫院是醫生的工作坊(hospital is the workshop of physicians)」一樣，也太偏執了吧！診療最重要，但不是今日醫院的全部；那句話也早被社會唾棄了。

醫院以維護國民健康爲目的，甚至在經費及人力上也有著墨，但無疑絕大部分都用在診療及其相關費用(房屋、設施、人事、事務)上，故講「醫管」，大致要以管理醫院爲對象，在醫院工作或醫管教育中各種知識都要充實，施教，尤其公共衛生、環境、健康管理方面，但落實講醫管，大部分的注意都在醫院內部及全國體系之管理，故本書所言醫管，即「醫院管理」，尤指醫院內部管理。

二、醫院管理層級與教育計畫

醫管人員上自院長、醫務長，下至CR，護理組長(team nursing，即各護理站護理長下，依病人疾病或診療方式類別再分類之最小單位管理人員：team leader)，清潔打掃班長等，都屬管理層級。院長、科、部、室之高級幕僚不論有無領導(管理)屬員，因其業務龐雜，對口單位多，也屬管理層級。

主治醫師、護士、藥師、技術員、資訊工程師、疾病分類師、出納，會計簿記人員等，雖有其專業身分及重要性，但在機構中大致不須從事組織活動，承擔決策責任，不屬於管理人員範圍。

即使管理人員，決策有大小，影響有重輕，性質大致可見，但分類極爲不易，因此一般僅以高層(top management或over-all management)、中層(middle management)及基層(first line supervision)類別之。高、中層決策及其影響之構面均遠勝於基層；層級愈高(CEO)，觸及之層面愈廣，管理的類屬也愈多(雖然不管瑣事或例行事務)。

醫管人要想想自己在哪個層級？

此外，在台灣醫院實務經驗上，無論高、中、基層「醫管人」，科班出身者未必比行伍出身者出色，例如長庚管理中心的高專等，就不停地到很多私立醫院開技散葉。美國醫管系所是嚴選學生，又有實務兼理論訓練，表現不至太差。台灣系所以成績錄取，有些私校甚至以多收學生維持校務，訓練更不踏實。這與前些時一些年輕的法官(以成績及考試定資格)被批評爲恐龍，不食人間煙火，如出一轍。

人有賢、智、平凡，雄心大志或恬淡自得之不同，美國在這方面做得較細膩，於研究所培植高、中層管理人之外，另於大學部(university college)設病歷管理與疾病分類，醫療社工(medical social worker)，倉儲物流(logistic)等，訓練醫院基層專業行政人員，使因各種原由不能或不願讀研究所的人選讀，出來之後工作有保障(與研究所一樣，視全國或地域需要增減名額)，生活也怡然自得，工作五年後若有高升意願再去辛苦念研究所。研究所兩年時間，三分之二學習理論及管理能力課程，三分之一授予臨床醫學概要、醫院管理實務及健保等知識。所上老師(faculty)每年要檢討各老師授課內容、比重及成效。

三、醫院管理之重點內容

管理理論學習不能少，但醫管有專業訓練性質，實務學習也不可少。我在明尼蘇達大學的第一堂課是在醫院上的。可見一斑。

講「管」字傷感情，誰願意被人管，尤其偉大的醫生？但又沒有更恰當簡潔的名詞好用，雖然實質上仍是「管」，只有找出委婉一點的詞語。

醫院管理在於「運用行政資源，健全診療作業，提升照顧品質及病人滿意度」，大概道盡醫管的重要內容了吧，其中沒有一字是「牟利」。愈在上位的人(中、高層主管，高級幕僚)愈要浸淫於此一目標，對此一任務負責。擔任基層主管的「醫管人」不太感覺得到，當然也沒有太多期待。

中高層主管不是診療業務的過路客。不說醫院政策、方向之擬訂，人事、經費、事務之支援吧，就舉二、三級單位之品管中心或感控小組爲例，雖然可能是由一醫師領導，但實際策畫，資料蒐集、重點拿捏、追蹤、披露都是由副主管等在掌握、執行，這一位實質主持人的跨領域知識及投入也就影響了最終的結果及診療的成效，例如個別病人的術後感染、併發症、轉陽率、住院日等方面，但帳或者要算到主治醫師頭上。又例如健保局規定一〇二年九月起，所有賣給病人的「自費醫材」之品目，價格都要建表，透明、報備，不能超收。自費項目本不是健保局的業務，但醫院惡劣收費，影響病人權益，健保局也就不得不跳進來，加以干涉。健保局的一紙通知，就使得各個醫院的相關人員如醫師、護士、費用申報人員、醫材採購人員、財務人員忙上半年(大醫院品項有數千種)去蒐集、匯整資料、溝通協調、製訂表件、作業程序，要顧到1醫療需求、2醫院收益、3商人利潤、4病人權益各方面，才能訂出合情合理的價目表；這期間，高位醫管人對醫療需求的認知愈多、愈正確，就愈能順利作業，同時達到上述四個目標，否則就是「將帥無能，累死三軍」。其它由高位醫管人實際執行，甚至發動的改善病人際遇，增加醫師及醫技（含護理、藥、檢、放射影像）人員產出，效能、品質的措施也所在多有，不及細數。

所以好的醫院管理絕不只是會寫字作帳、賺錢而已，它要協助或參與一些醫療作業（雖然被誤會爲「管」），共同爲醫療業務順利施展，及爲病人謀福祉，甚至代表病人看守醫療品質。

筆者於四十年前在明尼蘇達大學念醫管，印象最深的就是多位老師（含醫生背景者）勉勵同學（將是中、高位置的醫管人）要盡量涉足臨床醫療知識，扮演「病人代表」的角色。

四、期待於台灣醫院院長者

台灣醫院院長是醫生，又是CEO行政首長，有社會地位，還不停地看病，眞的好康！就跟民意代表一樣，難怪搶破頭。

美國醫院醫生就是醫生，上有醫務長(chief staff)統籌醫生，與行政(administration，院長)既對抗又合作，雙方均以病人福祉爲依歸，重大意見不合或牽涉醫院政策時，有常駐之董事會代表折衷調和。醫生爲執業順利或品質提升，對行政要求很多，甚至使院長疲於奔命，醫生也對抗行政或董事代表爲了自己的意志妨礙醫療之舉措，更大意義是不許行政或董事會爲求牟利，剝削病人權益，不允許醫院利潤極大化，而做不當診療或超收病人。

台灣醫院有沒有追求利潤極大化的問題？或多或少吧！不能恣意而爲是因爲給錢老闆（健

保）訂下一些條條框框，如前段所舉：不得已時，連非健保給付的「病人自費」項目也要干涉（管）。

台灣醫院院長有比美國或許多其它外國醫院更多「積德」的機會，因爲他掌握了兩項本來不應同時存在的權力：專業權力與行政權力，但這也是他做好事的契機，因爲權力可觀，雜音甚少，若一心爲病人謀福祉，則庶幾可近。

據說中國大陸醫院是大行政，小醫療；因爲要聽黨的話，而行政就是黨。台灣有點相反：大醫療，小行政「每個科都是一個kingdom（王國）」，「院長夾在中間」。似也不盡然，要看個人。院長有預算，人事及制訂政策權（例如何種醫療發展優先），念過醫管所或EMBA者可能強一點。

我們從本書〈王院長的一天，又一天〉及其它眾多案例中可以看出，院長一天中用在提升醫療品質的時間少之又少，而這正是一個手握行政大權的醫生可以及應該多做的事。一般院務盡量交由副院長處理吧！一批醫管所或企管訓練出來的幹部，足夠幫他管好醫院的日常工作，在「管」醫生方面他則要多用點心及力氣。有說各科有各科的準則（protocol）由各科處理，沒錯，但攸關全院品質的業務，如當前正夯，將來可能更嚴重的降低院內感染，臨床路徑，醫生自律等都要院長親自、大力推動。

醫業自始即具有崇高濟世情懷。屬開發中國家翹楚之台灣，不幸人民貪得心重，縱容部分企業主利用醫生賺取蠅頭微利，但積沙成塔：南、北分院一家家開，錢從何來？

醫管人與企業主是從屬關係，除非不幹，無法違背以追求利潤極大化及不斷擴充版圖的老闆的意志，只有身居專業權威又掌握行政大權的醫生才能對抗他們，取得平衡。

美國醫院企業主、醫生、行政首長三足鼎立，互相牽制也相與爲善，爲病人，爲志業。台灣醫院首長（醫生）變雇員，抵擋不了老闆貪婪熾熱的眼神，除非不幹，只得淪爲賺錢工具。

潮流或不易瞬間轉換，但醫生是高智慧者，只要堅持學醫初衷，漸漸必可造成質變、量變。

總結言之，台灣醫院高、中層主管，尤其醫生院長，尤宜發揚醫者情懷，多管醫療，少管行政，鼓勵好醫生，約束壞醫生，全面提升診療品質，做這些病人看不見的事情。院長也要運用專業智能，團結醫生(medical staff)，努力影響企業主走向「衆利」的道路。

「醫管就是要管醫療」，在台灣醫療現狀下，也許只是「空谷跫音」，但總要有人射第一箭。

第七章　何妨做夢

二十六　看病公司

我不是醫生，我的薪水比醫生高。張高專說

金尾生性孝順，兄姊早年去了美國安家落戶。父親亡故後，就剩下他一人在台照顧年屆九十的老母。他女友比他小十歲，也屆不惑之年，兩人早就說好爲了盡孝，服侍年幼時孤苦零丁，成家後又辛苦拉拔子女長大的寡母，暫不結婚，也不生男育女，彼此相愛就好。女友在公司任職，忙碌不堪，日夜相伴相依的其實就是他母子二人。

他們靠祖先留下來的一棟透天厝出租過活，自己只住四樓一小間，其它隔成許多小間租給學生，每天要收集運送垃圾，打掃公共空間，修理房間水電及破損，處理許多房客大、小事務，很不清閒。

老母年邁體衰，雖尚能走動，但四層樓梯要分兩次爬，都要他攙扶，而看門診、做復健，幾乎每兩天一次，也要他開車接送、陪伴。他向社會局申請居家服務或接送看病，但市府調查

後說她名下有房屋，又有兒子同居，不准。幸好勞工局准許請一位菲傭，但三個月前逃跑了，依勞委會規定再三個月後才能另雇一外勞，他只得又兼煮三餐，每天焦頭爛額。

更傷腦筋的是，老母最近脾氣愈來愈壞，對他這不滿那不滿。上午一位朋友到訪，在客廳問到金尾的近況，老母一句「別提那個不孝的畜牲，我要一棍子打死他」，被他在廚房聽到，頓時眼淚奪眶而出。

忙完午飯後，老母回房休息，金尾在客廳打盹，眼皮愈來愈重……。

叮噹，有人按鈴。一位中年，身材結實、和善的歐巴桑出現，對他說：令堂，你母親準備好了嗎，車子在樓下等，我陪她去做復健。

妳是……金尾迷惘地問。先生，你眞健忘，上次伯母看門診也是我接送的！我是阿菊呀，再給你一張名片吧！金接過一看：「某某醫療保健服務公司」，這名稱好熟呀，不就是前些時朋友介紹的「看病公司」嗎?!眞是無奇不有，看病也有公司。這時她媽媽竟在房間叫著：阿菊呀，快帶我去看醫生啊！

晚飯前媽媽由阿菊送回，精神變好，說腰有力，又誇讚阿菊：她還帶我去吃肉圓呢！唉，都忘了年輕時在員林常吃的那款美味，今天吃後才想起來。

阿菊介入後，家中氣氛好多了，最少他不用在疲累之餘還要扶著老母家裡、醫院兩頭跑。

他想著自己也是一身病，又是頭暈，又是心悸，幾年前走在路上，後腦勺忽然一陣麻，倒退三步，就仰面倒地，急診處醫生說他是中暑，但後來門診神經科教授翻了半天病歷，竟然說不知道是甚麼病。他再去看內科腦血管、中風專家，才剛開始陳訴病情，醫生就打斷說：我不要聽你那一大套，去抽血吧！檢查了再說，嚇得他一楞一楞的。

現在他的頭暈好些了，但心悸如常。最可惡的是一個心臟醫生給他做了二十四小時心電圖，再去門診，醫生看了報告說：嘿！四百多次，暫時不用吃藥。說完就叫下一個病人進來；他怔了一下不知該問甚麼，見下一位病人已進來，只好告退。他常聽說甚麼人甚麼人心臟病一發作就「猝死」，多可怕呀！心中一直惦念著這「四百多次」有多嚴重。但因爲陪媽媽看病又處理出租房屋累壞了，雖然擔心，卻沒有時間去看自己的病。

一次在外面用餐後走路回家，頭忽然又暈起來，趕忙看了常看的醫生，醫生想都沒想就說：那以後飯後就少走路，開車回家好了。這是甚麼話，是醫生該講的話嗎？他想再問，醫生就闔起病歷，眼睜睜望著他，一付「不要囉嗦」的表情。

自從阿菊來，媽媽雖然仍是病，但情況日有改善，對他也溫和多了。

他忽然想起，這個甚麼看病公司，何不自己也去看，就叫阿菊把他也算在內。但阿菊說她只是受雇，拿薪水的，你要加入，我請上面的人來講。

一個西裝筆挺的中年人來家，自稱是公司高專張某某，拿了一張單子給他看，上面寫著「本公司服務項目：接送及陪同看病、代爲掛號、代爲安排住院（找病床）、個別病人生理現象諮詢或病情補充解說、良心建議，五大類」。

金尾指著表單上的一行說：病情補充解說，那麼我問你，我心跳四百次嚴不嚴重？張高專詳細詢問後回答：不嚴重。心一天跳十萬次，你這不連續的心悸雖然表示心臟不是很健康，但只要改善生活、心情，就不會有大病，相信我。金恍然大悟，擔憂了半年的一顆心放了下來。忽然又想起路上昏倒的事，再次發問。

張高專笑著說對不起，剛才替你解答一個問題是公司的行銷策略，免費，若要再問就請參加為會員，收一個入會費及年費，其它論次、論件、及視難度等收費；諮詢案件就只收談話鐘點費，跟律師、會計師一樣；對我們來說是成本加利潤，對你們來講就是拿錢換服務。**Fee-for-service**，張專員說了一句英文。

解決了心悸疑問，金尾對公司大有好感，恢復了每天的日課：去號子看盤，最近又買到一支飆股，大賺一筆，就很爽快地簽約參加。以後到公司諮詢室都有像張高專這樣的人給他詳細解釋病情，必要時又替他掛號、看醫生、拿藥，加上阿菊的貢獻，他生活大為輕鬆，心情也開朗起來。

未料月底收到公司帳單，電腦密密麻麻列出日期、時間、做了甚麼事，帳單總額幾乎達到他全部房租收入的一半。他大為氣憤：怎麼這樣貴，吃人呀！他去公司找張高專。

張高專說：我們是成本加利潤，簽約時就講好了的，帳單清清楚楚，沒多收一毛錢。

爲甚麼這樣貴！金只會問這一句。

你沒有看我們的營業廳及諮詢室嗎？幾百坪的面積，窗明椅亮。公司的人事費開支更大，像我一樣的專家就十幾位，還有顧問醫生、公關費等等。就拿你上次指定要去看的那個醫學中心大牌醫生來說吧，一般根本掛不上號，我們是特別派人清晨四點鐘就去替你排隊才掛上一個名額，看完後你很滿意，記得嗎？這些人與事難道不要花錢嗎？

你剛才提起醫生，那你不是醫生？金尾問。

不是，張答。

你不是醫生怎麼會看病，上次心悸的事你回答得那麼清楚，比醫生還高明呀！

我不比醫生高明。張高專說：我們公司有一批研究員，把一般病人的毛病，心理疑問、畏懼、怠惰狀態都研究得一清二楚，存在雲端；我們高專全是醫療相關科系，多數是大學公共衛生學系畢業，每周還要集中訓練，從電子書及特約講師學習，加強生理學及當前醫療生態，又要研習社會學、心理學、對談技巧等，所以多半能解答一般醫療健康問題。公司靠我們賺錢，我的薪水比醫生還高呀！

你們收我這樣多錢，爲甚麼阿菊每次來都不要錢？金尾忽然想起從未爲阿菊付過一分錢。

那是你大哥在美國爲她簽的約，帳單都寄去了美國呀！

金周遭看看，來來往往的人都衣著整齊，舉止文雅：你們公司有多少會員？他問。

兩、三千吧！張答：還有比我們更大的。我們兩年前獲得衛福部審查立案，發給執照，但只有三年效期，明年就要再來評鑑，不合格就不准繼續經營，所以老闆與員工都是戰戰兢兢的。

那你們也可以開刀啊？

不！張答，我們不是醫院。我們的功能是爲疑惑病人解答「預後」及爲一般民衆策畫個人「極簡養生」節目，有住院需要時，會轉介到適當的醫院，不一定是醫學中心，大醫院不一定對病人都好。

我們對全國醫院與醫生的診療能耐及品質充分掌握，不是一般上網就可以知道的，張高專不厭其詳：例如有些醫生有名無實，有些醫生有實無名；那些「名醫」門庭若市，看一個病只給你三分鐘，憑直覺反射式地開藥，對病人是利還是不利呢？

我們除購買健保局的資料庫做更深入的分析外，更透過各種管道掌握眞實資訊，不單是健保局公告的甚麼感染率、再住院率而已，例如洗腎機構的B、C肝轉陽率、呼吸治療機構的拔管率等等，就不是一般民衆所能知道的了。品質很重要，張高專繼續……。

你說不花冤枉錢，但收我這樣多錢！金尾不要聽甚麼品質不品質，只想到錢：我負擔不起，我要退出，繳的入會費及年費也要退給我。

張高專見他憨厚老實，起了一點同情心，就說：會費及年費按契約是不能退的；那你就不要再利用掛號、陪送看病這些服務吧！你還能撐。你就只利用生理現象諮詢及良心建議這最後二大項好了，它們屬專業諮詢，按鐘點收費，不太貴，你有問題儘管問個夠，只要你有時間有荷包。

甚麼是良心建議，這樣豪華的公司還有良心嗎？金有點沮喪。

事實上這是我們公司的一項半公益活動，張說：很多人不了解自己的生理現象，不是太緊張就是太馬虎，就像你的心悸擔憂了半年一樣。上門或電話詢問都可以。如要進一步，我們就用更低的價格給他良心建議。

所謂良心建議不是媒體講的那些簡單常識，如少糖、少鹽、多運動等，而是在詳細了解客戶的主觀客觀心理與環境後，針對他個人量身訂做，擬訂最妥當的書面建議並口頭補充，就是個人預防醫學吧！張說。

那利用這良心建議的會員多不多？金尾聽得有味了一點。

老實說，不多，張說：多數會員只要我們的勞力，甚至有些假富婆或小官太太其實並不需要接送，卻把我們派去陪伴的人當做隨扈、保鑣，滿足她們的虛榮心罷了。張答：但就我所知，利用過良心建議的人都很滿意。我們還正在與大學公衛系合作，甚至想與健保局商談，推廣這項個人專屬的健康促進計畫呢！

那是免費的嗎？還不是要繳錢，只替富人辦事，金說。

你只想白吃午餐嗎？張有點不悅：沒有天上掉下來的禮物，天上掉下來的都是鳥屎。不錯，這年頭確是有錢人較占便宜的時代，所以大家都要努力賺錢啊！但「給你一個良心的建議」吧！會用錢跟會賺錢一樣重要。

金尾出得門來，巧遇住隔壁的曹教授也從公司走出，就好奇地問：你身體不是很好嗎，爲甚麼也來？

我外強中乾，「有病無痛」罷了，曹說：但前些時眞正病起來，患了牙痛，曹繼續說：看了幾次牙醫，受了不少折騰又花錢，總是看不好。後來來這家公司，他們給我徹底檢查，答覆我的問題，在治療椅上答問竟達一個鐘頭，當然這些都是要花錢的，就是所謂談話費。但是經過徹底治療，又領悟了口腔生理及有效潔牙的方法，後來竟未再痛過，算算比三天兩頭跑診所，花的錢還少些呢！

可是近三個月又有別的毛病，曹教授接著說：早上起床時會感覺比前一夜上床時還累，雖然睡得還沉，就是做夢，夢個不停。上禮拜問他們這累的問題，他們說是慢性病的先兆，叫我先參加一個病友會，都是「起床比上床累」的人，方才了解這現象的原因少說也有十幾種：循環不好、代謝不良、吃太飽、太累、心裡有事、上了年紀等等。

後來參加良心建議班、曹繼續說：公司找來一個西醫與一個中醫共同診斷，中醫說是陽虛，要調養，西醫詳細問診、檢查：中、西醫一起爲我量身訂出一個改變生活、以及維他命與中、草藥服用的計畫，還沒完成，但聽說費用也不便宜。好在我子女都已自立，退休金可以應付。我也不想留甚麼遺產，有一句話：子孫若賢，何用留錢，子孫不賢，留錢何用。老年活得健康自在最要緊。

你一定長命百歲，永遠不老。金尾又興奮又恭維地說。

那也不然，教授答：天命不可違，人總是要老、要死的，公司也沒辦法。找他們只是想在嚥下最後一口氣之前少受一點病痛，如此而已……。

叮噹，門鈴又響了，金尾起身開門，女友風姿綽約地站在門前說：不是講好星期天下午要去運動中心游泳的嗎？怎麼還懶洋洋地在那裡發呆？金尾笑了笑；他還在想著張高專。

二十七 燒香又打鬼──邱世禮背水一戰

小鬼不是鬼，大鬼、中鬼鬧不起來，小鬼就自然回歸為人

醫院像披著羊皮的豺狼，病人像貪食無厭的火蟻，政府像四肢麻痺的僵屍，全民健保終於在眾人競相啃食下像大象一樣不支倒地。

孤懸在大陸外海的非聯合國會員國「天龍國」頓時社會大亂：一般民眾有病無醫，富人則

爭相供養醫生，以保障看病空間。人民怒吼，強鄰虎視，陷入無政府狀態。

幸虧四年一次的全國大選即屆，舊政府、舊政黨都被人民唾棄。打著痛自檢討，改革不當使用醫療資源，強調廉潔、效率及執行力的政治團體：「全民自救黨」，簡稱自救黨，在立法院當選三分之二以上席次。民眾似乎也覺悟了，又將自救黨主席送上總統寶座，朝野一致，爲過去贖罪，爲未來謀生機。

人民醫療健康變成當前最重要施政。曾任衛生福利部長，現爲執政黨副主席的邱世禮醫生被任命爲醫療革新小組總策畫師及執行長，負責改換軌道，收拾殘局，形塑全民未來。

邱世禮提議先改革稅制，以「制度學英國，思想學北歐」爲目標，獲得主席支持及立法院通過，將全民所得稅率提高到平均百分之六十（富人）、百分之三十五（一般民眾）、及百分之零（貧民）；拉近消費水平，使富者不敢放肆花錢，貧者大致可以溫飽。而占國民大部分的中層民眾也只得學歐豬希臘與塞浦路斯，節衣縮食精打細算過日子，不但「錢淹腳目」的榮景不再，連平價享樂的時光也徒成追憶。

醫療方面更是徹底翻修，擬訂新法案提立法院議決：

一、過去全民健保制度學美國，錯了，我們的文化背景與他們不一樣，何況美國健保現在也是捉襟見肘；我們要重新來過，改爲「公醫制」，由稅收支應，並設定全國初級診療採論人制（capitation），由一般診所或簡稱診所，負責經過年齡、性別、收入、教育程度、特殊診斷如癌症等風險校正後之地區人口的醫療健康，每位醫生照顧三至五千人，給予醫生額定俸給。

有定義明確之特殊醫療問題病人，由診所轉介到二級，設備精緻之專科聯合診所，簡稱聯合診所，做進一步診療。評估有住院需要之急性病或重要手術（major surgery）者，則由診所或聯合診所轉介至綜合醫院住院治療，綜合醫院採病例組合（case mix），以MS-DRG結算費用。重要的是，轉診病人所有的醫療費用都是由診所負責醫生額定俸給內包裹支應。

是以全國醫療體系分爲診所，聯合診所、醫院三級、容許少量自費醫療機構。民衆病痛由診所醫生全責打理，不得逕往聯合診所或醫院求診，後二者未經診所或聯合診所轉介之病人，政府一毛錢也不支付，而聯合診所及醫院，除急診外，也不得收受公費醫療外之病人，急診則嚴格執行五級檢傷分類（triage），由診所醫生組成之小組監督。診所醫生爲節省額定俸給，當然也不會隨便轉診病人。

二、中央成立醫療監理總署，與財政部等聯合辦公，查察三級機構醫生及醫院之經營、轉介，有無抓住（hold）病人不放以節省開支，有無遵守基本診療規範等，其不符規範者扣減給付，嚴重者移送法辦，以保障病人權益。

三、全國醫生俸給不得超過全國職工平均收入之兩倍。公費醫療外之醫生全部收入不得超過全國職工平均收入之三倍。

四、診所、聯合診所、醫院透明、公開，由財政部將全民個人所得及機構、團體所得總歸戶，以電腦及人工勾稽、控管、處罰不法收錢之醫生及醫院。

主席看了規畫內容，問：前些時有國外研究說英國實行公費醫療一甲子，人民健康狀況反而退步，你這法案要仿傚英國，恰當嗎？

研究、發表自由。邱世禮說：健康狀況受很多因素影響，醫療不是最大的。何況那也只是一個研究，且取樣、推論都有問題；還有研究說喝牛奶會得癌症呢！怕這怕那豈非寸步難行？

攝於健保倒閉之震撼及全民無醫可看之混亂，執政黨中央勉強接受了這一驚天動地的大翻修，立法院在反對黨缺席下也通過了「公費醫療法」。

但是可以想見：新制實施後，民眾既不習慣，政府也無監督經驗，問題叢生；全國議論紛紛，抱怨連連，一致要求中央醫療改革小組給個說法。

古有明訓：「食之者衆，生之者寡，國事危矣。」邱世禮廣發說帖：你們看歐豬國家，二戰後奢侈無度，公務員尸位素餐；今天怎樣？全民被迫節衣縮食，社會動亂，未來堪憂。

「天龍」，我們國家從貧窮到富有，沖昏了頭，他繼續說：「愛拼才會贏，咱要出頭天，心比天高，忘了我是誰」，「快」活的下場就是「不」活。

莞爾小島二十一縣市，交通便捷，但每一縣市都想要設醫學中心，都要建古根漢博物館、大放煙火。邱繼續：環境破壞殆盡，看醫生要俗擱大碗，健保要吃到飽，不倒才怪。民衆理盲又濫情，只知關起門做皇帝，自戀自憐。

再看北歐諸國，說帖寫道：尤其是瑞典，好山好水，經濟也先進，手機的始祖NOKIA，傢俱的典範IKEA都是他們的，行銷全世界；社會安定快樂，憑甚麼？就是敬神畏神，克制不當欲望及過分自由，一念之間而已。

遠離美國吧！說帖總結，也不要學失落了二十年，現在卻想一飛沖天，又要以鄰爲壑的日本。我們傳統文化量入爲出！英國公費醫療一甲子，我們天龍國更要堅持幾世代。

「都是口號，亂整；共產黨！」反對黨「公平正義黨」，簡稱公義黨諸大「天王」紛紛跳出怒吼：你們摧毀了天龍國的優良歷史：全民健保曾經世界第一，各國稱羨；人民看病自由選擇醫院、看醫生的可近性(access)被你們從天堂打入地獄；大醫院那麼多房舍、設備，本來門庭若市，一下子變爲空城，浪費國家資源莫此爲勝。政府少數暴政，立法院多數暴力，自救黨辜負人民託付，無德無能，專制獨裁，亡國在即。暗中卻襲用毛氏謀略：在打倒對手之前，全黨口徑一致發動幹部、媒體群衆藉題發揮或無中生有，有的沒的亂編一通，先把他「鬥臭」，再鬥垮；紅衫軍、白衫軍解決不了問題，只有這一招最管用。在民氣浮動下，善鬥愛鬥者終將贏得江山，史跡斑斑。

制度初行難免疏漏，何況這樣大的變化。聰明的天龍國人民馬上找出了新制中各種漏洞，大肆鑽營取巧，公費醫療新制七零八落。

財團法人醫院很多是大財團企業主，當然更不干損失，聯名登報、上電視，向政府請願回復原制，甚至威脅說集團的企業主都要出走國外，天龍國經濟勢將一落千丈，萬劫不復。醫生，尤其是曾大賺其錢的醫師也群起攻訐，反對限制「自由選擇醫師」及訂立個人收入上限。

平時就以「天生的異議者」自居，反抗運動無役不與的一群人隨時在找題目，例如分明是全民選出來的領導人，因爲非我族類（NON-WENESS，不是「一國的」，「異己」），就硬要說成是外來政權或外人政權，專撥民衆挑剔、仇恨的那根筋，這次更是逮著機會大肆串連、抗爭，不顧禮法、衝闖秩序，發揮得淋漓盡致，回家後（或街頭露宿後）身心解放，其樂無窮。

這中間也有因新制獲益的，例如初出道沒本錢的年青醫生，不願攀附大醫院，做高級傭工的醫生，以及一些顧全大局的醫生及民衆。過去看醫生臉色，診病三分鐘，半夜排隊掛號，到處逛醫院，病還是不好，心慌慌的病人，現在有了固定的醫生，看病用心，態度親切；「專業的就交給專業吧！」對新制度或贊同，或不置可否。

但好事不出門，市場裡幾個人一起拍巴掌就響徹雲霄，大家猜疑同情新制度者究竟是沉默的多數還是孤家寡人？

公義黨引據「學者」及電視、電台名嘴批判，大肆宣揚「民怨沸騰」，發動全民遊行，抗議，打倒禍國殃民的自救黨及現政府，衝擊一波波。

一些自救黨幹部也向黨中央嗆聲：醫療亂象之外，我們當初競選揭示的理想，例如「消滅貧富差距」有甚麼結果？富者照富，貧者照貧，幾乎沒有改變呀！

我們競選時說的是拉近差距，沒有說消滅差距，這一點先要澄清。主席說：你們聽過「朱門酒肉臭，路有凍死骨」這句話嗎？有多少年歷史了？

少說也有一千年了吧，嗆聲者答。

這杜甫「詠懷」古詩流傳了一千年，歷史上多少仁人志士改不了，我們也只有努力去做，縮小差距，能改多少是多少，主席說。

公費醫療大變革擾擾嚷嚷兩、三年，受不了動亂，又擔心選票（在哪裡？其實他們也不知道）的另外幾位自救黨立法委員嗆聲更大，尤其在面臨即將到來的重新選舉壓力下，部分委員竟放言要聯合出走，另組他黨；邱世禮成爲千夫所指。

這時另一股勢力「全民協商聯盟」浮出抬面，進行組黨，宗旨是「事緩則圓」，私事、官司，無事不可「瞧」，權貴利益尤其要瞧，小民夢想成爲權貴的一天，也加入一起起哄，聲勢看漲。自救黨裏外受敵，情勢危殆，主席約見邱副主席勉勵他繼續努力，說：醫療回復原制絕不可行，「健保就是那樣倒的」；要還原不僅債留子孫，而且窟窿越掏越大，財政跨了，國家也完了。其實，自推出新制以來，黨中央一直在做民調，最先反對反應強烈，民怨曾達百分之七十以上，但漸漸地，人民也習慣新制並發現其中好處，雖然在野黨全力挑撥，反對者仍在百分之五十左右，但「民意如流水」，只要方向正確，執行有力，雖「難與慮始」，應「可與樂成」吧！。

民間有句話，主席繼續：學者把簡單的事弄得複雜，工程師把複雜的事弄得簡單，醫生屬於甚麼呢？

邱世禮先感謝了主席總統，暫未答覆主席的話，卻憂心地問：那黨內不滿分子要脫黨行事，削弱了立法院實力，甚至與公義黨結合投票怎麼辦？

不會的，主席說：情緒反應是一時的，但最終仍會從義理思考。少數反叛也免不了，但我們仍將是多數，政治的事你不太了解。三年前社會大亂時本黨成立，參加者多半是有理想、有抱負、想撥亂反正的人，形象良好，在慌亂時代獲得民眾支持，當選立院大多數席位。

但任何團體都免不了壞分子、投機分子，耶穌門徒裡也有猶大呀！主席繼續：下次大選近了，少數表現不好的委員，黨中央傾向在選區改提新人，他們就放出風聲要叛離，要脅，冀望繼續提名他。提名公布後，這些政治欲望強烈的人免不了要獨立參選，甚至改掛反對黨旗幟，當然也是一股阻力。你以為民眾都是理性的嗎？適得其反，其實人類天生是感性又自私的，我們要審慎以對。

黨內智庫也掀起大辯論。一派說這都是「民主」惹的禍。民主是西方基督教的產物，伴同其生活哲學才能發揮。你看仿效民主的幾個東方國家：印度貧富差距世界第一，「賤民」靠撿食垃圾維生，天災人禍一死幾百人；菲律賓每次大選也都死一堆人，國政、財富被少數家族把持，人民只有背井離鄉做「菲勞」；韓國經濟發達，治安敗壞，政府束手，看韓片「媽媽別哭」就知道；日本失落了二十年仍不見起色。而中南美軍人干政，民不聊生，阿拉伯動亂流血，不都打著民主的旗幟嗎？

要實行自由、平等，民主絕對少不了，另一派反駁：你們講的弊端都是負面過程，西哲有言：醫治民主的弊端就是給予更大的民主。人體發燒是免疫反應，燒過病就好了。

只怕病未好，人早就燒死了。反對者嗤之以鼻。

民主是世界潮流。主席說：況且台灣早已走上這一步，回不了頭了。不過國情也要考慮，例如「總統制」贏者全拿，輸的人得不到任何好處，就要拼死拼活，下次也「全拿」。正規選舉不足慮，問題是少數立場偏激者及權利薰心者就像鬼魅一樣激動人心，還有很多是知識分子，能言善道呢！

邱世禮恍然大悟，原來世間的鬼還真不少！在醫療體系中取巧牟利者是小鬼，不肖醫生，財團是中鬼，打著公平、正義、理想的招牌，專門挑撥、攻訐，一心只想奪取政權的政客就是大鬼；這些人隱藏著偏狹的地域觀念，戴著民主自由的面具，不顧人民的死活及國家的前途，才是真正的大鬼。

你這把香燒得猛，但衆神未到，卻引來遍地的孤魂野鬼。主席苦笑著：公義黨正卯足全力製造不滿，要「遍地開花、烽火連三月」，與我們民調五五波之間，你有甚麼方案呢？

是的，我領悟到光燒香不打鬼是不行的。過去太多的公務員只燒香不打鬼，自利又怕事，國事衰危。邱世禮說。

小奸小惡人皆有之，並不可慮，小鬼不是鬼，政客、財團蠶食鯨吞才可怕。邱世禮重複他的信念：貪圖微利，隨機（randomly）取巧的是小鬼、饞鬼，一心（purposely）牟利的醫院、企業是中鬼，專門（intentionally）興風作浪、敗壞人心的政客是大鬼。改革小組的鞏副執行長很稱職，日常事務就交給他好了。下周起連續半年，我要跑遍全國三百一十九個鄉鎮與民眾座談，當面溝通，不要被騙。大鬼、中鬼鬧不起來，小鬼就自然回歸為人。我今年快七十了，最後的這一仗要拼老命打下去。邱世禮意氣昂揚。

他有幾分成功的機會？

貳、個案教學參考

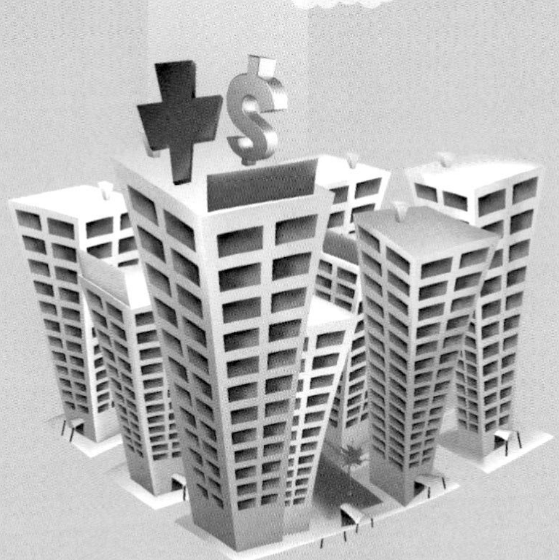

一、教學參考

案例一 非醫非商？江鴻要去上海

作業：江鴻去上海有甚麼後果？試各敘己見。

總述：江鴻靜極思動，朱亮反中到底，季忠男人在歐洲，心在台灣。老同學久別重逢一場論戰，誰也沒有說服誰。魯迅說：「一句好話對愚蠢者無用，對聰明或偏激者多餘。」這就是今日台灣的現象。

本案內容豐富，題材具爭議性，可由老師編定題目或不指定題目，由學生(學員)在課堂發言，討論，如主持得法，當可收提升共識、增進集體智慧之功。

案例二 學會了賺錢、做官，然後呢？

作業：你是林天生的老朋友，考慮內、外情勢，將如何建議？

總述：此個案介紹了七個重點：1台灣醫院的賺錢方法。2擔任政務官（或其他高官）的自處之道。3台灣醫療當前兩大病根。4林之抱負爲甚麼不在甫一獲任署長就推行，而等到要貞幹時又爲時已晚。5人才不能善用，是無「明主」之害或是不良民主（或民主本身）所害？6配偶對事業之影響。7退休醫界大老如不願獨善其身，如何繼續發揮？以此七點「點醒」初學者思考。

另外也表述醫生與行政是兩個不同的行業，做好主管要學習，也是可以學習的。

案例中林先生謹言愼行不浪漫，雖然觀察了很多政治問題，但也不至「憂國憂民」，自尋苦惱，他知道今日社會愈極端、愈另類、愈能成名或獲得選票，政客就這樣產生的，依他的性格頂多只能做官，投入政治選舉大概不是他的選項。

當然，萬事不脫情理及個人本質，有時尙牽涉夫妻、親子關係。本案例藉林天生的一帆風順及最後遭遇的挫折衝擊，闡述了人生的一些現實。也可以作爲學習者自省及論辯的題材。

案例三 龍頭醫院大暴走——制度責任與個人責任糾纏不清

作業：1（自願）蒐集有關資訊，倒如何醫師之答辯書，大台醫院函覆衛生署公文，台北市醫審會紀錄，監察院彈劾文件等，以利更深切了解。

2（自願）書面評論此事件中社會輿論，及公、私機構、名醫之表現合於期待或不合期待，爲甚麼？

3傳達錯誤之「制度因素」爲何？（具體指出），有無簡單有效方法防止，或減少檢驗師、協調師及移植小組之訊息傳遞錯誤或不實，又能掌握時效。

4何溫澤說：若法律認眞查起來，我後半輩子就要在牢裡過。可敬可愛，你認爲呢？

5假設你是公懲會委員，「降二級改敘」，你是投贊成或反對票？爲甚麼？

請依明尼蘇達大學個案分析作業（內容見後文，下同）：A書面報告：含「列舉疑點」至「問題陳述」各項作業。（適用於使用本案例做四次以上之教學學程）或B書面報告：「問題陳述」（適用於使用本案例做二次以下之教學學程）。

問題提示

1何謂結構性或制度性問題，中層主管是不是結構的一部份？

2在不良（或不完美）的結構或制度環境下犯錯（尤其是模範生）要受處罰嗎？

3醫師實質上（非形式上之只出名，不到班）兼任醫院部門主管，有權利及義務爲其部門訂立規範並監督實施嗎？

4政府機構對民間建議疏不採納施行，應負何責任？何醫師之建議（病安事件調查比照飛安事件辦理）爲何未能實現？

5護理背景是否了解醫師專業（主查監委僅曾任北榮護理部主任，非醫師）？

6本事件中，幾乎無人主張處罰協調師或檢驗師，原因何在？

7成立專責性之器官勸募、登錄機構，或另建置一個政府部門合宜嗎？

8捐贈及移植者少，十家移植醫院準備大量人力、物力，備而不常用，既不經濟又無法提升品質，若將之減併爲北、中、南三家是否較好？可行嗎？誰（機構）來作主整併？

9對擺爛之醫院如查有實據（怎樣才算「查有實據」？），應如何處置？

醫改基金會說，此事件在台灣只是冰山一角，如所言屬實，如何改善，困難何在？

總述

這是一個反映台灣當前社會文化，及醫療體系管理問題的案例。教學者與學習者可能因性格之差異（偏感性或偏理性）及個人閱歷之不同而有不同的認知或決定，都是正常的。爲方便思考，特於以下再詳列不同的意見以供比較。

分述

1責任分際：有人認爲醫生是高智慧之社會菁英，長年接受獨立判斷之訓練，養成了其在社會關係上常持己見，發生事件時，不願反思及承認個人之疏失，將之推諉爲結構或制度問題，與己無涉。

何醫生雖無醫療疏失，但不肯檢討自己對制度的設計是否周延及監督，例如有無規定檢驗報告必須經檢驗師簽名及書面（傳眞或E-mail）電傳給協調師再經醫師本人（代理之醫師亦可）審核後始能當作依據，決定能否移植。此作業並不麻煩也不多費時間。如有此設計而屬下便宜行事，以電話語言傳遞就決定了，則有無糾正；均應先予釐清，以定何醫師之責任。

重大決定書面依據是公衆生活的最基本要求，一般人也必了解；何醫生雖未受過行政教育，但身爲部門主管也該有此認知，如無法定免責事由（本身是醫師是否即爲法定免責理由？），即有疏失。

但另有人認爲台灣傳統一直以醫師爲醫院醫事部門主管，缺少擔負行政責任意識，以致釀發事件時責任難分，這是歷史共業，情有可原，懲罰個人於事無補，因此個人縱使做錯或疏失亦不必負責，不應處罰。

2官、民立場：衛生署長及醫政處長（俱爲資深醫師）對大台醫院及何醫師主張嚴懲；同是資深醫師，何以與台北市醫懲會之判斷南轅北轍，僅僅是因爲立場（官方／民間）之不同嗎？或者是醫師經過行政歷練，思維也不一樣了？

如何醫師之高明醫術（教授、多重頭銜），或如其特立獨行，如果你是一位改革派的政府首長，你要不要把重大責任（如衛生署長或醫事處長）交給他掌管？

3社會輿論：媒體先天即以監督者、反對者、替弱勢發聲者爲職志，傾向於責備制度而不歸咎個人。但有重大利益時(收視率、報份、廣告等)，則又反常連篇累牘報導個人，如日本青年友寄毆人事件、李宗瑞事件等。何醫師是被喜愛的公衆人物，他一句：我再不出來，他們兩個小女生（制度上的弱者或被害者）會被逼死，激起民衆同情。

但也有人認爲亦應檢討犯錯的人是不是制度上的弱者?當他們負責傳達信息，決定五位受贈者的健康人權、決定醫院重大聲譽時，是弱者嗎?制度未設計或設計不全，或未監督，使他們犯了社會矚目的錯誤，淪爲被責難的對象，値得同情，並安撫其心靈創傷，但是否也應該給予適當的懲誡才對，否則人人皆可因「制度不良」犯下錯誤而置身事外，是社會之福嗎?

另外有人認爲輿論就是輿論，是民意之表現，「民之好者好之，民之惡者惡之」，政府施政不應違背民意，對個人不應懲罰!

4 專業自律：「專業」是一個耀眼的身分，醫生更是一個備受尊崇的行業。歐美醫院很少發生醫生不當牟利或犧牲病人權益的事，因爲他們一旦有不當行爲之蛛絲馬跡，馬上就會在自己的自律組織（peer review mechanism）被發現、被懲罰，縱然未吊銷執照，醫生被自律組織輕微懲罰，哪怕是書面警告，也會感到面上無光；如果信訊外流，其業務亦將受重大影響，故醫生大多能自律，整個形象良好。

但在台灣，少數醫生爲非作歹，例如爲了政治目的公然集體公布病人病歷；不法手段A健保；署醫執行長、多位院長、醫療科主任集體貪汙等事件層出不窮。有人認爲台北市衛生局醫師懲戒委員會（醫生委員過半）對於行政上不負責任，引起重大災害者，竟然不做任何處分，顯然是醫醫相護，自律機制何在？

我們受文化影響，人情常凌駕於公義之上，在位者很難被期待爲公義獻身。而民間則常常期待別人做惡事（不得人心的事），自己做好人。但當公權力妨礙到自己或一個專業的利害時，又群起攻訐。民間不自律，則只有由公權力他律。被律者大聲叫痛，同儕或同情者，「相濡以沫」，聲勢震耳，永無寧日。你認爲這現象正常嗎？

5醫與官：台灣的醫生或許受「學而優則仕」的傳統觀念影響，很想「當官」，前衛生署長楊志良透露據傳公立醫院院長曾有價碼，爲競爭職位使用許多手段傳言不窮。社會培養一個醫師要花很多資源，但卻有些醫生寧犧牲專業熱心做官，可惜了，有些享了風光，但賠了清譽及病人的尊敬。

一位私立醫學中心的院長對朋友講：我們的一位同事擔任了另一財團法人醫學中心的院長，因行政上犯一小錯，竟被董事長叫到辦公室站著被罵半小時。言下似頗爲他不平（或不値）。

這位被罵的院長醫師罵別人不留情面，發起脾氣來雷霆萬鈞，住院醫師都稱他爲「X公」，他的名言是對行政「事務」人員說：「醫生賺錢養你們，反過來被你們管，養老鼠咬布袋！」但終究被更大的「事務」人員罵了。他被罵也能忍了，而且能屈能伸，後來被升爲資方（副ＸＸ長）。這個財團有名氣，事業衆多，很會賺錢，坑了這位名醫，令人叫屈。

何醫師認爲監察委員屬護理背景，「不一定懂醫療」，竟對醫療之事開口，行使公權力，眞是過分。有人則認爲這雖是一個醫療事件，但事件之發生實際無關醫療，不管懂不懂醫療，均屬於社會公評事件，是嗎？

6醫療環境：台灣醫療環境不良，以署醫弊案言，那些院長、主任在其任內，相信也做了很多建樹，被病人及社會愛戴，其中一位甚至出版了《學佛醫師札記》一書，銷售不錯。有一位以著作營養與健康問題書籍卓著盛名的新陳代謝科醫師於二〇一二年九月在中國文藝協會會場一次公開演講中說：「醫生無惡不做……就當了院長」，深爲激忿。

不過我們也不必過於悲觀，畢竟台灣的好醫生、好院長還是很多，不良事件只是歷史過程，社會共業。誠如《菜根譚》說：「聲妓晚年從良，一世烟花無礙，貞婦白頭失守，半生清白全非；看人只看後半截」。

也許醫術醫德卓著的何醫師能大聲疾呼，震聾發聵，使那些犯錯的醫師終能悔悟，此後更用心照顧病人或投入慈善及社會公益，後半截人生「立地成佛」，台灣醫師整體信譽早日趕上歐美。

7察納雅言：民衆向政府建言往往石沉大海，令人沮喪、不滿。何醫生建議：醫療失誤調查應設立類似飛安調查的機構，預先豁免醫生責任，俾能暢言所知，讓社會（或僅限於醫師團體）知道，有所警惕，可避免同樣失誤再次發生。

但有人指出：第一，飛安調查能夠成功有其背景。調查小組有充足的人力及經費（由飛機製造廠商及航空公司出資），才能針對較少發生的飛安事件上窮碧落下黃泉找出癥結，保障飛機失事率在六個標準差（SD），即百萬分之一；唯醫療失誤衆多且經常發生，調查缺乏經費，醫師或醫事團體肯大量出錢，或由政府編列可能比飛安調查還要多很多的預算嗎？沒錢如何比照？

第二，預先免除醫生責任，但醫生愛面子，而且醫師行爲牽涉面廣（有人說：醫療是藝術），即使給予刑事豁免，他們就會無所顧慮地合盤托出個人如何犯錯之奧秘嗎？

第三，免除醫生刑事責任，社會不一定同意，將又是一番爭吵，況且醫生坦然認錯，其後的民事賠償，在台灣現在文化上，病人可能更是振振有詞、加碼要求，醫生願意配合嗎？

看了以上資訊後，如果仍認爲政府應不顧一切「察納雅言」，成立飛安式醫療失誤調查機構及豁免醫生刑事責任，那也是個人的自由吧！

8 專責機構：爲器官勸募、登錄、分配等成立專責獨立機構當然好。唯此項工作在衛生署龐大政事中僅占極小部分，分配到的經費也極有限，所謂「No money, no honey！」，若要擴充其人力、經費，設官辦事，勢必排擠到其他預算及政事，受排擠者怎甘緘默？

在現狀下，新增之工作（政事只有增加，很難減少）只有以副署長兼任董事長，產生不太專業之領導。是否有其他更好辦法，若有時間與興趣，也不妨天馬行空討論一番，「創新」好啊！

9移植醫院：台灣一年器官捐贈有限，搶著移植的醫院卻有十家，有些醫院平均一周也未能夠做一次移植，雖然醫療及技術人力都是現成（都是兼辦），但練習機會少，如何能求其水準提升，效率達到高標？其次，一套人一套設備，縱屬兼辦，總得有額外花費，是否符合經濟原則及成本效益？雖然如此，醫院仍要搶著做，擔任「移植醫院」，原因何在？

「排場」（conspicuous）是多數醫院主事者的心態。過去一窩蜂爭取教學醫院之名，現在則要擔當移植醫院，輸人不輸陣嘛！有個好聽的名稱還可以吸引病人呢！而政府怯於領導，對棘手的事視而不見，也是原因。

台灣的血液及骨髓移植與本案例如出一轍，請見下表：

台灣2009至2012（上半年）非親屬骨髓移植個案數一覽表

醫院／年度	台大	北榮	和信	長庚	三總	亞東	中國	彰基	中榮	嘉基	成大	高醫	慈濟	總計
2009	104	56	28	16	11	6	5	0	0	3	12	25	10	276
2010	151	71	20	0	10	5	52	4	1	4	11	33	14	376
2011	151	75	9	1	11	4	46	4	2	2	12	29	10	356
2012	99	6	0	0	3	0	6	0	0	0	5	7	1	127
總 計	505	208	57	17	35	15	109	8	3	9	40	94	35	1135

十三所醫院有的一年不到一例，試問如何精進技術，降低成本？但是醫院若不搶著做會被批評落伍，降低位格。一年縱然只有一例也是「移植」，身分就不一樣了。

台灣在閣振興任教育部長時代開放廣設大學，來者不拒，以致如今莞爾小島，二千三百萬人，竟有一百一十九所大學（含科技大學則達一百七十所以上），每年產生五千名博士，以致畢業青年眼高手低，出路徬徨，國力衰退，祖先對得起子孫嗎？醫療方面，任由財團建醫院賺錢、賺名，民間不知道，識者痛心。

有人建議台灣只在北、中、南，各只設一家移植醫院（含器官移植及骨隨移植）共三院，才能改善此現象。但是依台灣民情各家互不相讓，又皆擁有通天（影響立委、政務官）及發動輿論的本領，哪個署長能甘冒大不韙，只選三家，得罪其他七或十家？一家都得罪不起！也不願得罪任何一家，這是台灣的官場文化。眞要察納雅言，不顧一切改革，可以預見其結果不僅將被叮得滿頭包，而且「壯志未酬位先失」，不乏前例。

看了以上的分析文字，似乎寸步難行。當然也不必過於言情喪志。世代備有才人出，總有仁人志士、烈士爲改革獻身，推動時代巨輪。

或者將臟器移植登錄等事務委由民間強化。勇於行政授權，在招標辦法中明訂得標者須在幾年內整併選出北、中、南部各僅一家移植醫院，並予以必要之行政支援及適當獎勵，是否可行？民主及公民社會時代，能善用民間力量完成政事最好。

結述

此案例反映了台灣醫療體系及其管理的許多問題，尤其反映了台灣社會文化脆弱的一面。

個案教學宜鼓勵學習者藉具體事例認識未來職場環境，多面向思考。問題之解決沒有標準答案，老師也不宜過早引導。例如本案例學習者即可能因其偏向感性人格或偏向理性人格，主張或採取之處理方案即各有不同，但在學習過程中言詞交鋒，腦力激盪，擴大知識及思考領域總是好事，也是個案教學的目的。

有人總括說：本案在制度方面及個人方面都有責任，都應做適當處置。畢竟制度乃人所造成，沒有人何來制度，沒有健全的公民何來健全的體系？個人不思檢討，只知一昧指責別人，制度可能會變好嗎？

具體結論：當制度責任與個人責任糾纏不清時，尤其是在不良制度下無心犯錯，制度應予檢討、改正，個人亦應給予適當處罰，但宜從寬、從輕。你認爲呢？

案例四 尼泊爾義診記

1這是一個眞實案例，義診行程爲二〇一三年三月九日至二〇一三年三月十八日。

2這也是一個較複雜的專案計畫，除了基金會本身的幹部以外，至少涉及國內二家醫院的十位醫護人員、二位外聘衛生技術專家、尼國當地協辦基金會成員十餘人，以及義診地點的社區領導人等。當一個專案計畫涉及較多關係人，則其事前規畫、籌備協調，以及執行過程的開明溝通，都顯得特別重要，就不能只靠心中有大愛，以及凡事盡心而已了。

案例紀錄中每一段落都安排了至少一個值得檢討改善的問題或教訓，供讀者參考、討論並從中學習。

案例五 同行相忌（濟）？——周獎的內心掙扎

作業：你認爲周獎最終將如何答覆法院公文，試言所思。

總述：十八世紀哲學家休謨說：「造成妒恨的原因不是我們與別人之間的巨大差異，恰恰相反，是兩者之間的近似」。

對於與自己沒得比的人、事，如李遠哲、郭台銘、邱文達，雖差異更大，但關連性已被打斷，人生價值只有拿身邊的人：同班同學、同事、朋友，甚至鄰居、親戚比擬，兄弟鬩牆，骨肉相殘，輕微者最少會產生「妒恨」。

本案例部分內容取材自曾發生於台北馬偕醫院的「肩難產」訴訟案，描述兩個極端型態醫生的心性與行爲。醫生也是人，這類情節在公、私機關團體內，甚至社會上不也經常發生嗎?!醫匠（doc），醫者（healer）性格是天生，也是後天的修持。本案例周獎也曾經考慮過職業倫理，但又陷入私人評比之複雜情緒（complex）：向東向西都言之成理，只在一念之間。同行相忌、相護，或本於良心及倫理做事，醫業比其他的職業可能好些嗎？

另一件似不相關，實則相近的事：慈濟證嚴法師因「一灘血」事件被花蓮鳳林鄉診所醫生後代控告，說她（證嚴）臆造事實，誹謗先人。

證嚴法師在著作及講道中常說，她幼年時在鳳林醫院看見一婦女流在地上一灘血，因無錢而被醫院棄置，因而促成她出家救人，創建慈濟事業的悲志。此故事廣爲流傳，未料竟成訴案。

一審法院審結，判證嚴敗訴及賠償。慈濟人譁然，群情激憤，一致要求上訴到底。

「一灘血」不管是眞事也好，是爲了要賦予偉大事功的故事性，仿照漢高祖斬白蛇起義，以符民間的願望也好；現代社會充斥著只重結果，不問動機，也不管過程的文化，不作興神道設教這一套；官司打下去，只會給社會繼續八卦，及雙方當事人的折騰與煎熬而已。

證嚴法師力排眾議，堅決決定接受判決結果，放下，不上訴。法師（上人）的作爲不但未見嘲諷，反而更受到信徒及社會崇敬。人生休咎就在一念之間。

案例六 同陷入「囚犯困境」的徐姐

作業：你是徐姐，決定怎樣應付檢察官，試做「問題陳述」。

總述：中研院院長翁啓惠對衆多教師、助理捲入「貪汙」案替教授辯護說：他們在國外也做過研究，都好好的，回到台灣會不一樣嗎？他尊重司法，但對教授起訴要謹慎。

眞是「刑不上大夫！」人是會變好，也會學壞的，與個人人格及環境有關。案中徐姐的老闆做講師時不就好好的嗎？大部分的醫師或研究者如翁啓惠、朱敬一、蔣偉寧等不也好好的嗎？有人潔身自愛，有人近墨者黑，是非全在一念間。

四十年前台大醫院院長魏炳炎說：有些醫師要了面子，又要裡子。不知道是不是台大醫院的米不好，本來一些人還好好的，來了台大醫院就變壞了，唉！

「橘逾淮爲枳」。怎樣培養一塊好地、產好米，是制度，也是個人的發願。

案例七 賢者的抉擇——院長難產記

作業：你是李水木，如何抉擇？試做「問題陳述」。

總述

這是一個初出茅蘆，有理想但無經驗的機關首長或中、基層主管，在台灣特殊文化：理盲與濫情下時常發生的事。

「To be or not to be, that is the question.」人終其一生，多少都會遭遇這句莎翁名言的掙扎。有的掙扎後，選擇壯士斷腕，如劉憶如、王如玄者。有的暫時妥協，一生不改其志，或看破世事，終成庸碌之輩，如韓X者。極少數則凌駕現實，成爲大奸大惡，如陳X扁者。當然也有不畏險阻，一次、兩次、多次衝破障礙，最後立大業、成大功者，那就不僅是大智、大勇，也是受上天所眷顧（blessing）之幸運兒，能有幾人？

李水木在案例中無疑是一位賢者（能否成「聖」？當然言之過早），雖然資淺，大概也可算作正在崛起的中生代吧！社會上除了極少數政治天才外，絕大多數職場主管多少都會遭遇到類似的「拔劍四顧心茫茫」，不知道是該衝刺、退安、或棄甲投降，寧作現世之傀儡，甚至與惡勢力沆瀣一氣，同流合汙？

職場新鮮人面對強大的體制、氛圍，如何自處？固然受先天秉性主宰，如能在面臨挑戰之前多讀書，多看案例，潛移默化，化爲己用，可能會好過一點。

李水木的選擇，有多種可能，視他的人格特質而易。無論做何種抉擇，都會爲自己及機構團體帶來巨大衝擊。在案例學習過程中，此題實景情節都能在課堂上引起熱烈討論甚至爭執，這就是個案學習的有趣之處。不僅是體驗職場（對學生而言當然不熟悉）的事理，而認真學習者，也可藉此檢驗自己的人格屬性，趨於成熟。

分述

1李水木疏於慮始：一般人事之甄選，首長或高級幕僚，無論兼任甄選小組召集人與否，都有極大的權力或影響力，在爭議不大的情況下，幾乎是首長說了算。醫學機構都是有教養的人，本應揖讓而升，不幸台灣的惡劣文化，連清高的學術或醫療機構也受汙染。

李水木是基礎學科的教授出身，故羅致了（可能是由院務會議推選）四位臨床學科的教授醫生爲小組成員。李水木因資淺又無經驗，身爲召集人最後卻面臨身不由己，可能要違心投票

（假使最後要以投票決定人選的話）的局面。

他有心推薦一位術德兼備的候選者，但未臨淵履薄，未雨綢繆，從院務會議前佈置起，以致被惡劣文化把持，最後面臨可能兩面不是人的局勢。

怎樣訂定甄選辦法及主導人選，是一個學習題材，可指定學生蒐集資料、動腦筋及在課堂討論。

2外科系包辦出線者：臨床醫療分外科系（動刀，手術）及內科系（不動刀，非手術）二大範圍。現代醫療內科醫師也動手操作儀器如心導管、內視鏡檢查、切除瘜肉，吻合組織，裝置心律調節器，血管栓塞等，稱爲procedure，亦爲手術之一種，範圍已難區分；但在觀念上，內、外科系壁疊仍然分明。例如院長職務通常即由二大科系輪流，但也不盡然，甚至共同科（檢驗科、影像診斷科、痲醉科、病理科等）醫師亦有出任者。

本案例最後出線之二位候選人俱爲外科教授並不特殊，不是明大方案中之「疑點」（difficulties）。

3廠商招待：醫界接受廠商（藥商、醫療器材商等）「贊助」舉辦活動或做研究，中外皆然，甚至贊助個別醫生也可以，只要透過公開合法途徑。但也有醫生就是愛「揩油」，收受不明的餽贈，甚至個人請一兩桌酒飯還要通知廠商來付錢；至於收受紅包或勾結牟利就更是等而下之，不堪一提了。

貪小便宜，小奸小惡人皆有之，醫生也是人，不必苛責。但廠商就是厲害，使用小恩小惠，如節慶送禮或替醫生跑腿，投其所好，服務到家。醫生通常較單純又自視甚高，被服侍久了，又有白花花的銀子或女色，就漸漸卸下了心防，步步深入，淪爲廠商的工具了，管理者不願見醫生與廠商「走得太近」，其來有自。

但台灣社會喜歡八卦，喜歡道人之短也是事實。上位者對於流言蜚語，眞眞假假，察查極爲困難，只有在密切接觸，廣爲查證後，才能有一點眞知。又由於計算自己的利害得失，對於不肖醫生要「動刀」很難，連勸說都不敢。歐美主張醫生自律（自己人最了解），建立有效的制度及文化，値得台灣學習。

4 A健保：健保局對於診療行爲如檢查、開藥，不得不做一些硬性的規定，符合者才予給付，也是情非得已。但病人究竟「嚴重」到何種程度，「簡單」、「複雜」，或徵候之有無（如：爲了開抗生素，叫感冒病人張口看，說「啊，喉嚨有點腫」，記在病歷上，其實天知道有沒有紅腫！），多半仍不得不取決於醫生之認知，醫生只要有心，灰色地帶多得很。

今日台灣公私立醫院都要「自負盈虧」，常因醫師賺錢的本事而定其職位（院長、科主任等）。醫院賺錢靠醫生，故政策上鼓勵醫生多創造「業績」，甚至明裡暗裡拿醫生的賺錢「績效」做比較，其實就是A健保，故健保與醫院有永遠打不完的仗，而健保往往是失敗的一方。

本案病人懂甚麼「量表」？又那有閒心或本領取得不實量表？若非後續看診的別的骨科醫生

不肯繼續開給維骨力，才用心查看病歷及認眞評估，又因甄選戰爭，才會流露出這些事蹟。看來選舉有壞處也有好處，好處是讓一些不肖的、高高在上的大咖現形。

5狗病人：即使缺乏涵養的醫生，也很少會與病人對罵，更不會脫口說出「狗」字了。但看了楊怡祥醫師的著作《揮別頭暈目眩》第二六一頁，不禁莞爾而笑，原來眞有互罵爲狗的醫病對口。

台灣健保或醫療體制將醫師一刀切，研究型的醫生也要看病而且醫院通常也安排他（或出於自願）看一般病人，只要掛上號就可以來看（所謂walk-in-patient），診療很沒有效率。遇上一位對病人脾氣大或態度冷漠的醫生確是苦惱，爆發粗口不是沒有可能。

研究能力高強的醫生應專注於研究。大學醫院醫生通常是在研究上遭遇瓶頸（平原期過長）無法更上層樓，而離職到小一點的醫院做主管，或者是承襲中國「學而優則仕」的觀念，總要弄個官做才能光耀門楣。不爭醫術或研究長進而爭職位，可能糟踏了自己，也糟踏了醫院。

6企圖心：「行政」之所以誘人，一是「簡單」，只要能講話、識字（現在還要會電腦）就可以受雇於公、私機構，當一個「行政人員」。另一則是「政治上少數服從多數，行政上多數服從少數」（本文作者體會），「上面說了算」。一旦當上主管，上焉者可以實現志向，拔擢後進，下焉者便「一朝權在手，便把令來行」，提拔私人。

以「醫」爲職志者，醫好病人是他最大的快樂，但台灣偏偏就有很多「亦醫亦政」的嚮往者，如案例中的趙、錢、孫。如果不使用不正當手段或黨同伐異，於「亦醫亦政」之外，更有使命感，把院務或體制弄好，造福更多病人，這些醫師才眞正值得我們尊敬。

李水木的苦惱是有心爲醫院攬才卻缺乏經驗，不懂「抓大放小」（任用新院長難道不是大事？）。事前未多費心，以致空有企圖心卻未能落實，可能團體、個人兩蒙其害。這樣的「上位者」很多，虛心與學習可以改善，故台灣醫生一度參加EMBA課程蔚爲風尙，但願他們學習到的不僅是經營技術，更能學習到闊大胸懷，與病人爲善，報效社會。

7主見：主見或成見不但貲事，也妨害社會的發展。案例中趙、錢俱有事證，不難理解，但孫醫師表現在外的是深藏不露，企圖心（也就是野心吧！）強。「趙、錢的問題，孫似乎也一樣有」。但胡適說過「理未易明，善未易察」，李水木在困境中何不花一點心力做更多查證？深藏不露說好聽可能是言語謹愼，不說虛話，何害之有？企圖心強若伴隨爲公及爲病人服務熱忱又何等可貴！孫是否眞如李水木感覺到的「趙、錢的問題一樣有」，這種大事（未來若干年醫院之領導）總得細心求證後才可下定論，對李而言，或許是一條出路。

當然，若孫醫師確不適任，李水木就苦大了，他若不放棄良心，在大事上不妥協，後續就有很多發展了。

8庸碌：「唯上智與下愚不移」，中間的大部份都可歸於庸碌。唯庸碌又可分爲二種：一種常感無力可回天，但永懷赤子之心終身不改其志，有機會就與人爲善，是「不遭人忌是庸才」的庸碌。另一種則懷憂喪志，隨波逐流，獨善其身，或甘居下流，與下愚不遠了。

李水木成為上智，下愚或庸碌都有可能，這次考驗可能是他一生中第一次的試金石。

結述

本案例表面是職位競逐，如何選才的問題，實際上則在探討主管人員如何處理險阻挫折，及台灣甚多醫院醫師的價值觀與風尚。

醫生是醫院的主力，醫師行為影響醫療品質及病人權益至巨。一般醫管知識在醫管所課程中多有講授，但對構成醫療主力之醫師，其背景、人格、集體及個人行為特質則甚少觸及，甚至進修班之醫師本身亦不夠了解，醫管個案學習正好彌補這一缺憾，在台灣尤甚，是嗎？

案例八　喜敘看醫生

作業：試言喜敘與各個醫生的互動情節有無可借鑑處，及她丈夫對醫生特質的體會，眞實嗎？

案例九 大恩勿受？

作業：試就丁維疆的人生起伏及情節表示看法。

結述：賺國家社會第一桶金，第N桶金的人，往往就是巧取豪奪，遊走法律邊緣，甚至犯法。他們中間一些功成名就，享盡榮華富貴者，晚年轉而愛惜羽毛，甚至行善，造福國家社會，也搏得令名，所以，怎麼說呢？無怪菩薩也只能說「立地成佛」了。歷史上英雄豪傑、富商巨賈並非浪得虛名，他們的智慧、勇氣往往高人一等，且有「死士」爲他效命。近來報章傳開的早期及當代已逝外國偉大人物，如林肯、柴契爾夫人等，似乎也不是那樣「清風亮節，好事做盡」。

「大恩勿受，大德勿忘」，一心服膺這款哲學的恐怕出不了幾個偉人、聖賢。

案例似有憤世妒俗之嫌，這世界成功成名的好人仍很多。但了解歷史及現實愈多的人，愈會覺得人性善惡雜陳，成功成名固然可佩，對於失敗的人或未成功的人如丁維疆者，不僅慨嘆，毋寧也會感同身受，畢竟都是神的安排，卻有時眷顧，有時離棄，眷顧者如沈老，離棄者如丁醫生。

知足常樂，珍惜現在擁有的。人一生的休咎自我註定，存在於方寸之間，與「同儕相濟（忌）」案例異曲同工，向東向西，一念之別而已。

案例十　急診處設專屬警衛——捲起千堆雪

作業：你是劉局長，如何進行下一步，試做「問題陳述」。

案例十一　中年危機——容心凌在三叉路口

作業：你是容心凌，如何抉擇，試做「問題陳述」。

總述

人間夫妻配對千奇百怪，有相親相愛，終身不棄者，有前世冤家打鬧不休，或相敬如冰，痛苦偕老者，也有恨若寇仇，相害相殘，永不甘休者。不論哪一種，當初爲甚麼會結合，爲甚麼要結合，只有俗話「烏龜看綠豆，看對了眼」就不管一切，自然而然湊在一起，誰也擋不住吧？不得不嘆服造物主的萬能，詭異與莫測；佳偶怨偶莫非天生？

我們也看到一些事例：婚姻中只要有一方德行尚高，大致就能避免關係惡化，或在發現彼此個性絕難相容，長相廝守時，及早斷然分手，避免悲劇發生；而不幸結局者常多存在於懵懂，或相與爲惡的家庭；但或許也是萬能天主的安排吧！誰知道。

結述

關於本案，這是多數男人一生都可能發生的危機，雖然情節不同，但難以抉擇則一。問題答案大概是三個以上，理由及願景則可能天馬行空：例如，把財產及薪水收入都給了老婆，要她同意將小三、小四之一升爲二奶；但那是男人家的作爲嗎？而且就算老婆同意了，沈、吳會同意嗎？沒有資源，如何供養二奶？

容心凌的老婆可能天生就是一個貪婪自私的人，也可能不好不壞，但被容的醫務與院務冷落了，甚至是被他風流自賞、不斷出軌激怒了，案情並無交代。蛛絲馬跡就由讀者自己去想像吧！

案例本身之用意在勸告青、中年職工，尤其是大、小主管，首長，要用心經營婚姻與家庭；家和萬事興，其它才不空幻。

當然此案例也適用於其他職場的事業成功者。

案例十二 小珍

作業：你認為小珍會如何抉擇？試言所思。

總述：一群雞關在柵欄裡，為食物或空間互相啄（peck）來啄去，最後啄出一個強弱尊卑秩序，柵欄裡才安定下來；就好像動物園裡總有一隻猴王高高安坐在最高的石頭上俯視群猴一般。Pecking Order是社會學基本的理論之一，巧喻人間社會。在經濟金融學上則另有定義，有興趣之讀者不妨另查。

雖然有競爭、有管理才會進步，但社會團體總有那麼一批不那麼喜歡「啄」人的人，甚至小啄不痛不癢，大啄能忍則忍；崇尚自然，遵循禮法，過太平日子；可喜的是他（她）們還很多。

我們贊許成功立業者，也尊敬、感謝如小珍這樣的人；他（她）們提供了榜樣，使強者稍知謙卑，萌生眞愛，世界才不至太絕望。

但，「江山易改，本性難移」，也是亙古以來顚撲不破的眞理。不適合做主管的人，不要爭取主管職位，也不要勉強他（她）做；他（她）們天性與人為善，可能將才智用於專業、藝文方面，也不願去啄人、管人。

案例十三 照顧老同學

作業：趙益到新院就職後，果有一病歷室組長缺（二級主管）出現。孫山在泰安醫院調換了幾個職位，最後來到病歷室擔任疾病分類工作，也算是病歷相關經歷，你若是趙益，要不要讓孫山來接任。試做「問題陳述」。

總述：孫山不得志與其性格有關，雖然後來醒悟修正了，但江山易改，本性難移，例如聚餐後與職位高他的趙益講話仍然尖銳。趙到新院後要不要照顧老同學擔任一個小主管，遂其心意，要看趙的感性有多強，是否願與一個常耍性子的屬下共事。

案例十四 三個邊緣人

作業：你是李某，該如何做？試做「問題分析」。如結果是決定終身安於其位，做到退休，就是「問題分析」後的另一結果「不作爲」（do nothing），不再做「問題陳述」。本案例之用意在假定李某不甘終身雌服，故要求做「問題陳述」。

案例十五 血濃於水——阮少康日暮窮途？

作業：你是阮少康，思前慮後將如何抉擇，試做「問題陳述」。

結述

無論是醫生或醫管人員都是為病人存在的（以前觀念，醫管或行政人員是為醫生存在的，現有改變），以病人之福祉為主旨，這是毫無疑問的原理與原則。

但是在原則之下，醫生、醫管人員及資方（產業擁有者，如公家醫院之上級，私立醫院之董事會或私人醫院之出資人）其實各有自己的利益與盤算。

美國醫管人員自二次世界大戰後已漸成氣候，有自己的信仰、組織及教條，已成為一種真正的專業（profession），雖然與醫生同時受雇於事業主（資方），在做法上較偏重資方，受業主（及醫生）信賴與尊重。有能力的老院長（administrator，及台灣之行政副院長、特助、高專等）多半在其年邁時被轉聘為執行副董事長（executive vice president）或副董事長，不會因與新主管不合而黯然離開，甚至灰頭土臉。

台灣一些私人醫院老闆、集出資人、行政及醫務大權於一身，對於老臣、功臣，如行政副院長、特助、管理中心主任、高專等令其貴之，亦能隨時令其賤之，翻臉不認人，無社會倫理及專業之約束，也無成例可言，完全繫乎一心，誠為醫管人員的悲哀。

案例十六 甲、乙、丙護士

作業：你是醫院院長，試做「問題陳述」。

結述：本案例實際結果：護理主任老資格又強悍，院長則為人和善，絕對的「員工導向」者，護理主任不簽，人事主任也不簽，甲、乙、丙護士都未受處罰，最後由院長攜帶重禮到病人家屬家裡道歉，並免除其一切住院費用。家屬也知道病人本來就「來日無多」，就接受了道歉；事件煙消雲散。

但今日時際，恐不易如斯善了，院長多半須考量當前社會環境拿主意，做「問題陳述」。

案例十七 王藥師

作業：你是該院主任秘書，也是淑珍的朋友，你如何處理此一簽呈？試做「問題陳述」。

結述

每個單位都有一位問題人物，令主管頭痛不已，在人事保障的公家機構尤然，這似乎是上帝刻意的安排，做主管就逃不掉。

頭痛人物形成原因很多，有天生反骨、以異議爲習，或自信自大、眼高手低者，有後天環境逼迫型塑者，做主管處理這類人物要很小心，不能容忍往往使事情更惡化，甚至引起單位的同事反感，雖然他們可能也不喜歡那位頭痛人物。

但人類天生自戀，自以爲是，努力工作也希望得到肯定，雖然不一定要升官、升職。運用一點技巧，適當的時候接納他、讚美他，比一味嚴格要求，強勢自持，可能於人、於己、於公三贏。有的人就是見不得別人好，吝於肯定他人的人，可能不是木訥或魯鈍，而是自大與自私。

學習與部屬相處是一門重要課題。本案例淑珍自己的作風是不是也該檢討？

案例十八 警察法於我何有哉！

作業：你是總務主任，如何處理該簽呈？試做「問題陳述」。

結述：本案駐衛隊長依法行事後果嚴重（對同仁），不依法行事也有嚴重後果（對自己），六神無主。但不舉報也不行，就擬了一個無頭簽，庶務組長照理應該簽註意見（分級辦事嘛！）卻也一推了事，蓋章上呈。

你是總務主任，再不拿主意，難道要醫務、行政兩頭忙的醫生院長處理嗎？有些主任或滑頭，或不敢負責，會簽請人事室「惠示意見」。哈哈，人事室也可能退回叫「主辦單位」擬具意見，或簽請醫院法律顧問表示竟見，法律顧問也可能簽出可甲可乙的兩個意見（這事筆者常常遭遇）。與自己利害無關的事，大家都不要違法，也不要得罪人。與自己利害有關的事，違法也在所不惜，得罪人也不惜，但要盡量做得好像不違法或不得罪人。

總務主任想起新來時保管組長拿錢給他的事，後來他循例照收，但不入私帳，請保管組另一職員立一專戶，要用錢時職員就寫條子，經組長，他自己批示後領用，每半年核算一次單據及存摺，解決了這一問題。

其次：我又不是警察，警察法於我何有哉！就當場批示：不移送；賭資送社會服務部救助貧病病人，賭具由駐衛警公開銷毀，賭博者送人事室註記，當年考績降等，不得列甲，呈院長核定。並對站在面前的隊長說：不管違甚麼法，我簽我負責。隊長緊張得流汗的臉部肌肉一下子鬆弛下來，如釋千斤重擔。

總務主任爲何能當機決斷？

1 性格上不願推拖拉，該負責就負責。

2可能是法律系畢業，於法律有較深了解，也可能是經驗累積，有快速分析事理之能力：（1）警察法是行政法，原則不能規範警察以外的公務員或公民。（2）自己的處置縱使不符警察法規定，頂多只是行政處分問題；且依形勢，連行政處分的可能性也很少。（3）嘗見媒體報導十幾位國小校長一起丟官坐牢，原因是循例收了營養午餐廠商的錢。一個便當五十元，廠商成本加合理利潤三十五元，另五元給校長，五元總務，五元教師福利會；教師福利會用這筆錢加上其它收入分給全體教師，利益均霑，歷史共業。做了校長就不能不收，因爲會影響到全體教師，「皇帝不差餓兵」，這以後校務還要不要治理？很多校長又拿這錢招待議員喝花酒，或拿老婆買胸罩的發票來報帳，這罪就更大了。少數校長叫職員單獨列帳，公款公用，就逃過了這一劫。（4）在部下（駐警隊長）面前立威。愈上面（階）的人，愈能負一點小責任或負擔罪過。

但此一處置出乎主任意外，竟確實發生後遺症：一個與被抓賭者有深仇大恨的同仁一心以爲被抓者要丟飯碗或受嚴重處分，發覺總務主任輕輕發落（只降考績），竟遷怒，匿名向醫院上級機關控告說該主任瀆職及包庇，又違反警察法。上級打電話問總務主任，瞭解了全貌後說：啊，那我就把匿名信丟到垃圾筒吧！

案例十九　基層主管遴用——你的領導意向及任事風格

作業：你在醫院任職十年，工作平穩稱職，人際關係也良好，最近有機會升任副院長，對於新任人選如何選擇，試做「問題陳述」。

總述：明尼蘇達大學個案教學一個重點，是要做主管的在任事、用人之時先反思自己的性格，人生目標，本案即是一例。

人各有所長，也各有社會關係，一個人不可能攘括所有優點或條件，所以當主管選才時多少要做取捨。

在沒有特殊情況或環境需求的時際，如本案例之醫事室主任，六位候選人各有所長，無論選哪一位都要摒除其他人選，除「遺珠」之憾外，對有些落選候選人可能還需有所解釋或補救。

撇下這些問題不談，假使你是該主任，可以毫無顧念的選擇六位之一，你選誰呢？案例若在課堂討論，可能引發一場熱烈發言或辯論。

依據經驗，最有可能被選者為孫某。畢竟「用人」總想用「自己人」，私交似乎比公誼更有吸引力：用熟悉且能為自己效命的人，是多數主管自由遴才時不易的法則。

若用「減去法」遴才，醫管所高材生會第一個被減去。台灣醫管教育尚未建立「專業專才」形象，沒有實務經驗的人會首先被排除。

案例二十 醫事行政權責重新建構

作業：你是該院長，本身爲資深醫師，試做「問題陳述」。

結述

私立醫院院長對於董事長之交代不能不理。但身爲資深醫師，除自己可能即有「所有醫療事務只有醫生懂得並得以主管」之情結（complex）外，其他醫師同儕大概也有此類反應或抗拒。但，如不照董事長意思辦，除可能被視爲抗命外，將來萬一出事，必然會被怪罪，甚至職位不保。

如決定不願照辦，可用之理由如「改變須增加人員及經費」等，對最重錢財之董事會或可獲得同情。如果以「醫師團隊反對」爲理由，則有可能使董事會產生個人領導不力或挾專業自重之不滿。

依董事長意見照辦或推諉各有所本，取決於院長之識己、識人（董事長意志、性格）及識事。當然也取決於你（試作陳述者）之性格、見解。無論做何決定，你能想出使問題更圓滿的解決方法嗎？

案例二十一　官不修衙——楊院長提心吊膽

作業：你是楊院長，試列出處理本設計，發包案重點工作順序及心證。

總述

這個案是寫給非建築與工程人員，卻又非得參與不可的職場人士，尤其是醫師、護士閱讀、討論，因為它常常在醫院內造成困擾。

分述

一、上級干預工程設計：有一位衛生首長干涉所屬十多所醫院環境設施是出了名的。除以上個案所舉外，他的另一名聲是「砍樹」，到哪個醫院都要求砍樹，理由是「滋生蚊蠅」，不衛生。

上級的干預有純屬個人價值觀者，有與廠商勾結自利者，碰到這樣的上級，通常下級主管只有應付或接受，有來頭或很顧原則者則不一定都聽話，造成不和、心結，也是常有的事。

二、馬主任可靠嗎：醫生院長，尤其是新到任者，對強勢的一級主管採取硬碰硬態度，則大多雙方都沒好下場，況且重大工程進行，中途換馬幾不可能。

夜路走多了終會遇見鬼，壞蛋總有被揪出的時候。只要自己不參與再加小心謹愼，應可行得萬里路。有一位醫生教授被任命兼任大學醫院總務主任，三年來常常親自蓋章，審核全院的大、小採購及工程傳票單，時常蓋到半夜兩點，同事笑他，他堅持說：怕被設計。眞有這樣可怕嗎？

管權管錢的人總會被人討厭、懷疑。太正直得罪人或擋人財路被罵是常情，倒打一耙惡意中傷也常見。「正」的人有兩種，一是「水太清，無魚，人太清，無志」，這種人要就是成大事，如馬英九，可能嗎？不知道。一種是「同光合塵」、「清不絕俗」。一位跑社會新聞的記者一次酒後吐眞言：老實說，我認爲只要不掐著病人脖子要好處的醫生或行政人員，就算是很上道的了。在社會風氣普遍敗壞的世界，只能這樣期待吧！台灣醫界現在的風氣好多了，掐脖子收紅包的少之又少，對醫生的期待應該再高一點吧！彼一時，此一時也。

無論如何，小奸小惡人之本性，請官員吃頓陽春飯，送一瓶酒，只要不曲意操作公務，雙方應屬正常吧！

太清的人無法成大事，社會普遍以最高道德要求別人，尤其對「爲民服務」的官員公僕，矯枉過正，可能反而害了大衆。

馬主任有無問題，天知道！犯罪者由檢警動員那樣大的人力、時間，一時尚難查出眞相。領導人、主管只要自己行正坐穩，事情就對了一半。

三、營建管理（construction management, CM）：對於大的工程絕對需要，尤其是機關本身無足夠工程管理能力時。但台灣官場怕事，法令僵硬，觀念陳舊，一切的錢都要花的看得見，故曾規定建築費就百分之百或百分之九十以上要用在「建築」：鋼筋、水泥、工資上，對建築規畫、計設、管理不肯出錢或盡量壓低預算，而台灣的建築師也不爭氣或不得已，壓低報價到幾乎無利潤，甚至賠老本的程度，就只有從替供應商綁標等方面補回來，也像是現在的台灣旅行社接陸客團，每天十元美金，包山包海，從購物行程拿回扣賺回來一樣，以致有些有良心、有學歷的導遊帶了幾團便辭職不幹。社會的不良是社會自己造成，台灣民衆需要教育。

四、綁標、投標資格：與「限制性招標」一線之隔。普遍供應的物品，材料等無綁標可言，但在台有些獨家生產或代理之特殊物品，如以前的「整體浴室」，「搖窗器」等，不勝枚舉；建築師寫入規格或寫在圖上，投標廠商稍不留意，得標後就只有受制於獨門商家忍痛購用；雖然「圖說」中例行性都有一句「或同等品」，但何謂「同等品」，其品質及合用性解釋權絕大多數仍在原綁標之建築師手上；業主當然也可主張，但由於不內行，或被視爲小事，或（公務員）怕招致綁標廠商怨恨誣告等等，只有睜一眼閉一眼，不能「太清」，自找麻煩，百分之九十九就由建築師得逞了。前面說請CM是防制或減少綁標之道，但若CM也要賣人情，就沒得說了。

法令不全又不守法的台灣，廠商良莠不齊，要完全大公無私，只要有牌照（如甲、乙、丙等級營造商）就能投標，則只要阿貓阿狗來一個，在眾多好的投標商中就成爲亂源，萬一被他得標（常常是低價搶標，以後的事以後再說），業主就準備被擺爛了，公務員就「準備挨告」或受行政處分了。故稍有經驗及良心的建築師或業主就只好「限定投標資格」招標，限定等級，業績、財力、品牌等，也是不得已，但道高一尺，魔高一丈，台北雙子星案不知多少有辜、無辜公務員栽入其中。

過去幾十年，台灣建築界及公務機關無數次組團去日本參觀工程作業，但成效有限，國情民情不改，參觀一千次也沒用。

五、時不我與：公家辦事有一定程序，急不得，緩不得。十二月底要發包完成及與廠商訂約完成，否則預算（錢）沒有了，大樓沒有了，哪個首長能擔此罪過？但是上網公告招標、投標、開標等一連串的作業，不出意外也需要三個月；趕、趕、趕；燃眉之急，楊院長哪能再堅持甚麼公平、正義，或出點子耽擱時程呢？只有被綁著一起前進，這才是他的最大困難，也是一些官員常會遇到的宿命：「It's always too soon.」，總是「措手不及」，「共赴X難」。

六、底價：「防人之心不可無」，但無限上綱就成了猜忌，造謠生事，惡意製造事端了，是人性的悲哀，也是無奈。

首先一般人把公家機關的「預算」（又分為編列預算與核定預算）與「底價」分不清，買個東西或工程總要先有個「預算」吧！公家在詳細審酌後還要再經承辦單位，甚至政風單位共同決定一個調整後的預算（通常是減少），報首長核定，是為辦理招標之預算或稱核定預算，這兩個「預算」不知要經過多少手才能底定，「洩露」出去太容易了，但一般人（員工）聽到一個數字就說它是「底價」。

公家機關稍大案件真正的底價是在開標前一刻（十到三十分鐘）由相關單位三、四人，首長及上級監標人員一、兩位在密室中，最後議定的一個價格（通常又打一折扣，減少），由承辦人寫在紙上，出席者大家簽名。出房門後直接就到附近的開標現場，這才是真正的「底價」，在還沒有密室議定前所謂洩露的根本不是底價，但一般人及員工就愛接受不實之言。

在開標現場有無可能洩露底價？很少，但很微妙，例如可能有一參與議定底價者在開標現場以擦老花或近視眼鏡，將眼鏡擺放在不同桌角，或將原子筆擺在不同的桌角作暗號，甚至以手勢，眼神等暗示現場某一投標廠商，傳遞數字、信息也是聽說過。唉！人心微危，還有更巧妙且保持尊嚴又能通關節的技巧，可參看韓揆著《闖進醫療叢林》（華品文創出版）一書第一八八頁。

七、圍標：圍標是台灣公家工程及採購案常見的事。一心要得標者不管與主事者有無勾結

（無勾結者居多）都要圍標，因爲法定參與投標者最少要三家，是好意，但產生副作用，一心要得標者怕參標者不足，就要安排另兩家陪標；或者先「開小標」，與參標者共同拱抬標價，使他在底價邊緣低一點得標，或寫標單「照底價承包」；其他陪標廠家每次寫標單都比這一家高一點，最後甚至「棄權」，等待吃紅，防不勝防。

八、上級指示：上、下級首長間或承辦人與承辦人間，除非有共同意志，否則多半先將責任推乾淨，上級對下級，或監督部門（會計室、政風室）對業務部門的標準用語就是「依法辦理、善盡留意」，站穩自己立場只用一個「法」字，至於甚麼是法，哪一個法，就由他事後恣意解釋了。要上級或監督部門替你出主意，撐腰負責任，除非於他有利，難！院長也只得好自爲之或委之命運了。

結述

工程設計、招標是社會的一面，單純的醫、護人員碰到，又要負責，就有得罪受了；多了解實務總有益處。

案例二十二 華髮加天佑——楊院長全身而退

分述

1建築設計：美國有「專門」設計醫院、電子無塵工廠等特殊建築的建築師，占業務量百分之八十。因此建築規畫、設計、發包、施工、完工都很專業，業主不太傷腦筋。

但台灣島內市場規模太小，建築師搶案厲害，利潤又低，完成一件工程設計及監造工作後，就沒有餘力及心情累積資料、建檔分析、傳承。台灣人又愛做老大，不甘雌伏，在大公司做了幾年幹部就要獨立自當老闆，也是無法累積經驗傳承的原因。每個建築師永遠在接「新案」，沒有一套班底及對接案對象之專業體認。所以設計、施工及監工品質趕不上美、日。

2工期及付款：台灣廠商包了工程，因種種原因，例如當初心懷不軌搶標，物價上漲，內部管理不善，發下包不順，甚至老闆別的投資失利，影響周轉等都可能一走（倒）了之。民眾對不法之徒健忘，社會沒有規範防止惡人再起，換面招牌又是老闆，「一人逢一遭，天下逢不篙（盡）」，到處都有生路。故有經驗的業主就要事前訂定嚴格條款防制。廠商拖工期是常事，更有不肖者與下包發生爭執，或其他原因延付或不付工程款，下包不甘損失就走人，投告無門。二〇一三年四月台北發生內湖AIT（美國在台協會）工程被美國總包商拖累，積欠台灣下包廠商四點五億工程款，下包商停工抗爭的事，原來美國也有不肖包商。但後來報載美國法令對包商不但有足額履約保證金要求，保障業主權益，還有「付款保證金」在銀行，保障分包商權益，領得到辛苦錢；上、下都保障，不怕下三濫廠商吃定業主，也不怕大欺小，下包商或工人領不到錢。但是羊毛出在羊身上，這樣嚴格的保證款，工程造價自然就高了，魚與熊掌不可兼得。

3公務員：負責工程的公務員很慘，要對付廠商，還要應付機關首長。首長爲自己前途、聲譽或輿論，遇到工程不順利，社會觀感不佳時，往往要求承辦主管或承辦人曲意維護，讓工程完成。做基層公務員是「有功無賞，打破要賠」，本案例馬主任最後得到一個獎勵不容易，但心中不知受了多少委屈、壓抑。楊院長是聰明人，又有天佑，所以功成身退。

案例二十六　看病公司

結述：這是一個夢。人生何妨做夢，更快樂的是夢境能與大衆分享。

「看病公司」看似做夢，但今日台灣雖有健保，社會仍然對「就醫」不滿，卻求教無門，如何滿足這一塊的需要是一課題及一機會；社會現象分析家說：「百分之六十的工作或服務項目前尚未出現」，尤其是醫療服務。
聰明、有財力的人，不妨投資創設「看病公司」，說不定幾年內就會出現在台灣。

案例二十七 燒香又打鬼——邱世禮背水一戰

總述：本案題材豐富、多面向，也具爭議性，甚至直指人性深處理想與現實的矛盾。可由教師編訂問題或不指定題目，由學生（學員）在課堂發言、討論；如主持得法，熱烈可期之外，亦可幫助大家認識台灣當前醫療體系之危機及珍貴，討論中甚至可觸及人性認知、個人反省。

二、教學具體建議

（一）無作業之教學

1複製一個有爭議或有趣味的個案，上課時印發給學生（或學員），點叫一位聲音宏亮清晰的學生朗讀一遍。

2請學生舉出個案中的爭議點，寫在黑（白）板上，相近者由老師合併。爭議點以與案情有關，正、反面發揮或評論者爲宜。老師也可以在學生舉述後，自己加上學生忽略了的問題，故上課前要有一些準備，熟讀個案，思考及規畫問題點。

3爭議點歸納完成後，請學生任選一問題點表示他的看法，經驗或評述。由學生輪番發言或辯解，可適當導引對立意見。鼓勵沉默學生，稍稍制止重複或冗長的發言學生。

4學生發言或辯解時，老師不宜發表任何意見，以倡導課堂自由進行熱烈討論及集思之氛圍。未被討論之爭議項目可點名勇於發言者表意。

5視情形，如有正反意見明確，爭執不下時，可試做舉手表決，點數得票，但宜發言沖淡居劣勢者之情緒，要技巧。

6（一堂課）最後五至十分鐘由老師發言，最好能舉出正、反意見內涵之不足或可質疑之處，讓學生課後繼續思考。老師對個案有自身經驗或適當見解者也可於此時表述。

（二）有簡單作業之教學

選定一個有兩難或爭議之個案複製，於上課前兩周發給學生，要求一周後繳交「問題陳述」（三十個字內）書面報告，彙整各學生報告（含姓名、陳述）一起印出（A4一張或二張），於二周後上課時發給學生各一份。先叫個別學生唸一遍自己的陳述，使學生立即有參與感及沉澱上課心情，可口頭宣佈持正、反意見者的人數或比率，再依前節導引討論（彙整或不彙整問題點）。「問題陳述」方法參見本書後文。整個個案可在一堂課內進行完畢。宜於學期初另以一堂課講解問題處理方法及明大「問題陳述」方法。

（三）有詳盡作業之教學

選定數個有兩難之個案，依明大問題處理方法及步驟（參考本書後文）及韓揆著《醫管理論與實務》（合記出版）一書，視全班學生人數個別（十位以內）或分組（十位以上）負責一個個案之全套作業：從繳交「列舉疑點」始至繳交「問題陳述」後之口頭報告，接受同學評論、質疑、答辯。老師盡量靜在一旁，不表示任何意見。但可視情形於該報告及討論結束（通常一堂課）後下課前酌予評論，盡量不涉及對錯是非等判斷，以啓發學生互相學習，自行思考之習慣。此教學法爲一學期之課程。採用此項教學法者也可簡化同學作業爲「問題陳述」一項，以增加課堂討論時間。

（四）區分不同方式教學建議之苦衷及概念

適應台灣醫管教學，含管理教學「求大求多」之現象，採取分衆化（或稱多元化），視機構環境，可隨意選用以上三種方式之一做實務教學，可能師生都喜歡。設想採取第一、二種方式者爲多。

前國科會主委，台大公衛學院教授陳建仁說：碩士論文是師生互相學習，博士論文是老師向學生學習，旨哉斯言。使用此書案例教大學部學生時，老師在課堂上可多一點主導，碩士班其次，博士班及EMBA班多半是聽學生（學員）講述自己在專業方面之經驗及見解，老師可以學到很多或印證自己的經驗觀點。無論採用哪一層級個案教學，師生均能獲益。

參、本書想要表達的理念

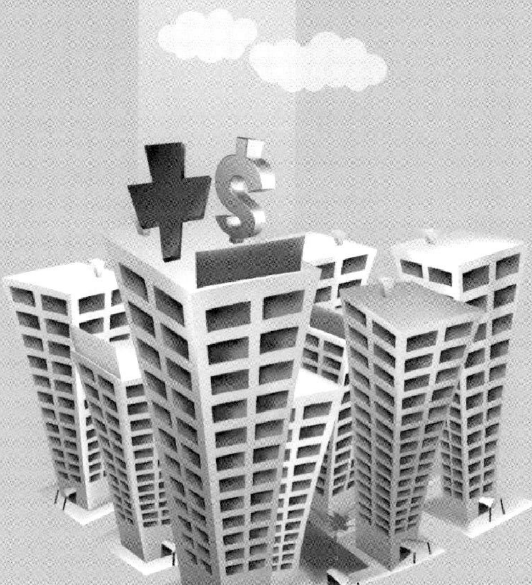

參、本書想要表達的理念

本書案例都意在表達下列理念的一種或數種。

一、**實務（instrumental）層面，價值高度**。每個案例都具故事性，與現實生活貼切。故事綜合筆者親歷、目睹、耳聞及部分想像撰成，可作爲短篇小說閱讀，也可作爲學習醫療職場實務的教材。

但深入觀想，幾乎每篇都表達了一些人生價值的取向。例如〈然後呢？〉案例中林天生在面臨逼退時，幸運地有很多後路可供選擇，他的價值觀如何？〈同儕共濟（忌）〉中的周獎在深固的職業信條下，卻又面臨人類近者攀比，「惡向膽邊生」本性的掙扎。〈尼泊爾義診記〉顯示徒有愛心仍不足成事。〈警察法於我何有哉！〉則展現了行政主管該有的操守、方法及膽識。

「作業」及「教學參考」（teaching note），意在繼續探討人文價值或揭露故事的背景或結局。

二、**醫生與社會期待**。社會對醫生的期待極爲複雜，台灣對醫生這一行業，其背景、人格及行為特質研究甚少，本書試圖提出其中犖犖大者三項：

1對醫生的錯誤期待。醫病關係不良，常由於對醫生（診療主帥）的錯誤期待。例如〈喜敘看醫生〉中，女主角雖然勤看醫療資訊，卻又固執地把個人健康完全交給醫生、醫藥，而且任性、偏執。有丈夫給她說文解字仍然不認為醫生也有極限，但對中醫主任用藥不當，因有道歉及減免費用，也就「原諒了他」。

企業老闆以醫院為賺錢工具，則是另一種不當期待，社會、政府（立法及執行）也要負責任，案例甚多。

2對醫生的正常期待。「視病猶親」已不是病人敢於期待的事，甚至法律名詞「善良管理人」中所謂「與處理自己事務同樣用心」也不敢企求。誠如〈捲起千堆雪〉個案中田空虛所言：病人上門就是對醫院的肯定，不會再問甚麼水準或醫療能力，但許院長反駁似更有見地：院內醫師若不主動追求診療能力及品質提升，這「肯定」就是一時的。病人的期待不過是醫生表現像個醫生：用心周到，和顏悅色，多花點時間，用病人聽得懂的話說明就是了。不要如周獎的態度，或「有毒」一句話擋了回去，如此而已。當然能有〈看病公司〉張高專的表現最是理想，但那是要錢的，而且所費不貲。

3醫生的自律與他律。台灣醫生難如歐、美之自律自重。〈賢者的抉擇〉中院長角逐者的「德性」不是空穴來風；〈陷於囚犯困境〉徐姐的科主任老闆；〈大恩勿受〉的丁維疆都是虛榮、貪婪、欲望無止境的結果。

〈龍頭醫院大暴走〉中的關係人把一切負面結果都推到「制度缺失」，誰是「制度」？身爲社會菁英或掌握不小專業與行政權力的人不是制度的一部分嗎？〈院長難產〉案中一群淡泊的醫生「獨善其身」，具有良心志業者在與只具有野心者競爭時常被淘汰，是因爲掌握遴選小組後面的那一群人沆瀣一氣嗎？如果是，那就要回歸到該案例教學參考所指：是歷史文化及職業教育不足所造成的吧？

另有一種令社會啼笑皆非的「白目」行爲是筆者親見親聞：〈甲、乙、丙護士〉案中，ENT醫生居然在因醫院犯錯，使病人提早死亡的病人家屬面前開口：他是NPC（鼻咽癌）病人，「本來就是要死的」，給社會的感受何只是職業痲痺，簡直就是冷血無情了！

台灣醫生口碑要提升，靠的應是自律而非政府或社會他律。身爲醫政主管者（署長、醫院院長、科主任、醫學會理事長等）有責任推動醫師自律機制。

三、**醫療事業可以企業化，不可商業化，尤不可極大化**。「商業使世界文明，使人類墮落」。文明、墮落都是商業化的結果，向東向西就繫於一念之間，這一念之別就是知足或貪得無厭。

人類生活免不了商業化，連政府、NGO（非政府、非營利組織）也要注重經營、計算稅收、捐款用款等，這些都可以歸類於籠統的「商業化」之林，醫療事業也不例外。但最好只叫

「企業化」，不叫「商業化」，不給世人唯利是圖的感覺，也不給醫生、醫院「我們要有利潤」的藉口。量入為出，永續經營不是罪惡，使人或事業團體墮落的是貪婪、虛榮；錢永遠不嫌多，市場、病人量、醫院或連鎖規模永遠不嫌大，沒完沒了才是罪惡。

醫療事業也應永保「非營利」性質，不能如商業講擴充或績效上升至無止境。

醫療事業想賺錢有「趁人之危」的道德非議。〈非醫非商〉個案中江鴻在財團法人醫院任院長兩年，發覺了老闆事業主的貪婪嘴臉，大感挫折，甚至願意去上海的三甲醫院任副院長，只因他們答應他正常管醫院，不要求年年增加績效配額。〈然後呢〉的林天生一心想要扼制醫院商業化，其實想到的應是扼制醫院不停地業績極大化。

因為要極大化，就要設法賺不當的錢，「人無橫財不富，馬無野草不肥」，〈官不修衙〉個案的榮堂營造為了橫財使醫院吃足苦頭，最後醫院為了害怕前功盡棄及對責任難以交代，還要昧著良心替廠商收拾殘局，情何以堪！

四、醫管人的際遇。大學醫院管理研究所愛簡稱自己的專業為「醫管人」，姑且沿用吧！凡醫生、護理等擔任醫院行政職務者也是廣義的「醫管人」，絕大多數是受雇者，也就是「勞方」。相對於「資方」，如果沒有工會或政府法令，不成文社會約束等，就要受資方個人的愛憎情緒影響。例如〈血濃如水〉中的勞鍾華：病人數下降也怪到總務主任，一連開除好幾個，最後立下汗馬功勞的阮少康在新老闆不同心性下也面臨待不下去的命運。想一想，〈三岔路口〉的容心淩醫生院長又何嘗不伴隨「醫管人」的悲哀呢？

幸虧台灣不是軍閥或革命時代，多數的「醫管人」縱使在職場上表現不比其他系所更專業，也仍受體制及風俗的保障，可以安於位。

美國「醫管人」有自己的協會、工會及辛苦建立的潛規則（convention），例如醫院中層以上主管出缺徵募新人，起碼的條件之一就是要有MHA（醫管碩士）的資格，注意，不是MBA。高層管理人員如hospital administrator（院長）也有一定保障；不會像〈三個邊緣人〉，有一天老闆臉色不對，就心寒喪志了。

政治、行政、企業都相當靠「人際關係」。主管不僅要靠能力，常常也要貼心，有些靠送禮、請客喝酒催化情誼，是不錯：candy's dandy，liquer's quiker（收禮眞得意，吃酒心給你），但酒肉朋友究竟不敵資方自利的威力。有利用價值，不能沒有你「也是立足存身之道」，雖很辛苦，若自認值得，也就不怕苦了。就社會整體而言如何立法或建立潛規則保護勞方，包括「醫管人」，是一課題。

〈照顧老同學〉說明個性使個人在職場境遇分岐。職場身段愈低愈有發展。前倨後恭的孫山愛耍個性，一開始工作就造成別人刻板印象，縱有老同學想照顧，結果猶未可知。

醫管學生在成爲職場新鮮人之前，最好多了解實務，讀些個案反省、修改自己：你不是醫生，醫生看病不必太隱藏自己的個性；但醫生擔任了行政主管，如院長、主任等，就必須「心有旁騖」，爲人處事要考慮更多。好在醫生是高智慧者，學習快、領悟快，多讀個案會使他未卜先知。

台灣工程管理落後日本，營建市場風氣不良。古語「官不修衙」到今天仍非虛言。公務員勾結廠商自肥固不可原諒，但如楊院長、馬主任的際遇者也不少，可憐他們，尤其是馬主任的委屈幾人知道？

院長也不是好當的，院長也是醫管人。〈王院長的一天，又一天〉案例中，雖然享受尊榮，卻也有些痛苦或不足爲外人道的難堪。王院長先任私立醫院院長，表現平平，後任公立醫院院長，努力推動院務及醫務改革，尤其是醫務革新，是現代醫院起碼的要求。

管理者識人重要，識己更重要。〈王藥師〉的淑珍與王藥師工作能力同樣優異，但杆格不入，淑珍的領導作風是不是也該檢討呢？

「求才若渴」是政治家的事。日常行政上，首長及主管都要用自己的人，不但人情之常，而且自己人才信任，能彼此放心，心照不宣做事。〈基層主管遴用〉中的孫某往往是最優先考慮的對象。

大陸職場有所謂四鐵朋友：「同窗、扛槍、嫖娼、分贓」，了解、信得過嘛；但若不留意受託重任者之做人基本守則，就可能「變生腋肘」，或「壞了一鍋粥」如林益世、賴素如之於馬英九；當然，他（她）們大概不是馬英九的「四鐵」。

另外詭異的是〈三個邊緣人〉中的李某，幹了半輩子基層職員，因與老同學攀比，動念要奮力謀得一個「主管」職位，寧做「邊緣人」，隨時可能被擠出來，抖落掉也在所不惜，「近者」（親戚、朋友、同事）攀比眞可怕。

不錯，醫管所教育目標是培養醫院「主管」（含高級幕僚），不善啄人如小珍者不必念管理科系，做文人學者吧！但那也是要努力的。

五、醫管管甚麼？執教及實做「醫管」四十年，還需要問醫管管甚麼嗎？豈不慚愧？但What are you after？人生在世就是要隨時自問生活的目的、目標。青年要拯救世界，壯年要成功立業，中年要再接再厲或持盈保泰，老年則要體會宋朝高菊卿的詩作：「日落狐狸眠塚上，夜歸兒女笑燈前」的豁然。醫療品質低落、誤診、感染肆虐，很多家庭兒女就不能「笑燈前」。

醫管管甚麼因時空而不同，但最終的目的是要管醫療（不要錯思，錯用「管」字）。管好醫療才是財（業）主、醫生、行政人員的最大功業。如何管？可在學校，尤其是「醫管所」學習；台灣醫管所教育宗旨欠缺務實及目標設定，不知after甚麼；老師們，尤其是總管教育目標的「所長們」及前輩要推動這一德業。

本書目的不在「訓人」，但你要這樣想，那是你的自由，自我最大嘛！本書在大的架構上提供了一點方向，第二十五號個案，平鋪直述，講述了一些作者的認知。最重要的是，台灣醫院院長兼爲醫生，就有責任本其「行醫」初衷，全力做好醫療，而不是管醫院瑣事，尤不可配合業主願望「只知賺錢」。

六、對婚姻要用心經營。「夫婦、君臣、父子、兄弟、朋友」，夫婦爲五倫之首，家和萬事興，反之，天天見面卻互相猜忌隔閡，甚至宛如寇讎的夫妻任何一方，在生活上、職場上絕無快樂可言；有一個好配偶，當事業價值與家庭價值有衝突時，很多人選擇後者。

天生刻薄寡恩或暴力乖戾的人多半會給另一半無比痛苦，幸虧總是少數，但縱使占絕大多數的普通人，若不花相當的心思及時間經營婚姻，在今日社會仍極容易發生問題。

夫妻關係不是靜態的，不是「當然」的：你（丈夫）就要賺錢養我、疼我；妳（妻子）就要操持家務、愛我；只有一半的天經地義，另一半要靠互給對方空間，甜言蜜語。

小珍無欲無求，在家是丈夫的「天賜」，在職場是一弱雞。容心凌周旋在三個女人之間是苦是樂？有無心思經營婚姻關係差別很大；但「劈腿」，不肯自制的人如容心凌，雖做了名醫及幾個院長（越做越小），大概不會有眞正的快樂。

本書有五、六個案例都提到家庭；不論是醫生、醫管人或任何人，用心經營夫妻關係絕對有助於個人事業及社會和諧。

七、人性枷鎖。互啄（pecking）、貪婪、傲慢、邪氣方剛，數之不盡的惡行，與合作、利他、謙讓、心靈昇華，不勝枚舉的美德，是人類與生俱來並同時存在的本性；前者是身心的枷鎖，後者是美好人生的憑藉，兩者都是上帝的創作。有人說上帝與撒旦其實是一體兩面，祂創造的人也是一體兩面。如何淨化邪念，解脫枷鎖，首先要除去內在的魔鬼。

有人詬病民主制度是西方的產物，東方實施民主制度的國家沒有一個成功者。雖然台灣已步上民主之途，回不去了，但也要顧念國情做正當的調整，例如「總統制」贏者全拿，就不一定符合東方文化，輸者拼死拼活也要搶下次「全拿」，社會就難安寧。

全民健保是神，啃倒健保的是各種饞鬼惡鬼，如案例中邱世禮醫生所言：爲貪圖微利，隨機（randomly）取巧者是小鬼、饞鬼，一心（purposely）牟利的醫院、企業是中鬼，故意（intentionally）興風作浪，欺世奪權的政客是大鬼。小奸小惡人皆有之，大鬼、中鬼式微（decay）了，小鬼也會轉回爲「人」，頸子上的鍊鎖自然解脫。

邱世禮垂老之年決心背水一戰，他有幾分成功的機會？

徐姐說：人人都是劉德華，大家就餓扁了。「大家」當然不是鬼，那麼鬼從何來？

也許小奸小惡也是文明的動力，人生快樂的起點吧！榮譽心、價值感、善意的欺騙、甚至強勢約束有時也不免，誰知道？無論如何，能夠避免「極大化」才是美好人間。慈善、公益、公務，也要量力而爲，先顧自身；你不是上帝。

肆、「問題處理」簡述

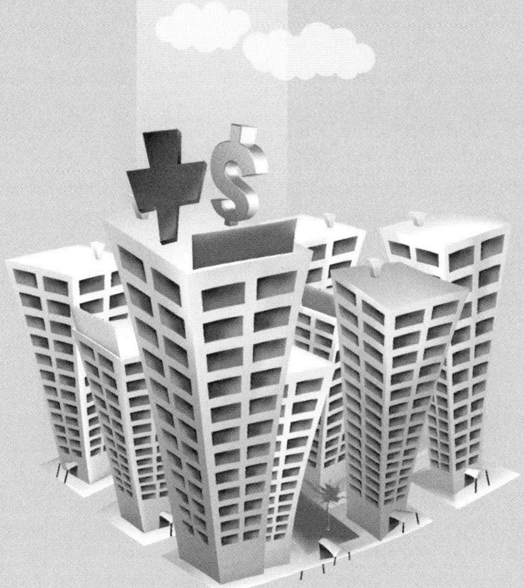

肆、「問題處理」簡述

一、**主要方案**。人的生活，待人、處事要掌握幾個原則，要從ＥＱ、ＩＱ上求精進，也要務實。邱吉爾說：醉心天邊的彩虹是錯誤的，活在當下，就要抓住問題的每個環節。政治梟雄李登輝說：管理是實務，沒有理論。世上管理理論汗牛充棟！主管、首長有幾人學過管理理論或上過管理課程？學管理學程的只配當學者、幕僚，靠一張嘴與筆吃飯。

基本人性的了解、簡單的動機及激勵法則，與系統性的思維能力是一個成功管理者必備的條件；但不須太鑽研，稍事學習並化爲思想、行動即可。

管理之首義在「識人、識己、識事」，一半是天生、一半靠實務學習。天生聰慧者能早早從讀史書及觀察職場領悟，化爲己用；魯鈍者如能虛心受教也不會太差，其方式就是從「問題處理」程序（approach）做起。

已知的問題處理（problem solving）有專案管理方式，哈佛大學個案方式及明尼蘇達大學問題分析與決策方式。當然另外還有一些成功處理問題的方式，不一定都成系統學問，爲世人廣知。

「問題處理」原則只看中、近期目標，甚至只看眼前。馬英九要做政治家（statement），不做政客（politician），把國家積弱、社會不安的一些根本問題，甚至是文化問題揙出來，看長遠，想在短期任內一舉解決，惹眾怒，沒有朋友，將來「遍體鱗傷」，能有多少成就，且拭目以待。

「問題處理」是方法學或工具學（instrumental）的一種，原則不觸及價值、公平、正義等抽象觀念。「問題處理」包含大、小問題，大到國家政策，小到日常生活，但原則上止於較複雜又不太龐大的日常職場問題，個人生活複雜問題也可借用。

「問題處理」之成效與人格（性格）屬性、知識及個人閱歷關連甚大，尤其明尼蘇達大學方案（明大方案），是在問題的源頭從事選擇，定方向（goal）：方向定了，目標定了，雖然仍要注意、盯催，但以後多半就只是屬下或幕僚的事。也有瞬間定案，只在抉擇時費心，定了就定了，不再需要後續考量的問題，如〈警察法於我何有哉〉等案例。故「問題處理」類別其實很多樣，有待多累積個案，多開發。以下簡介三種方法之大體內容及功效。

1明大方案：是面臨問題時第一步要做決定的事，多數是兩難（dilemma）問題：騎著老虎要不要下來，怎樣下來，甚麼時候下來，不下來又如何等，打一個腹稿，做一個萬全或最佳的選擇（不詳細考慮方案決定後之準備工作或更後面的行動規畫），從「識人、識己、識事」著手。

明大方案分五個步驟思考：（1）將問題的背景都想遍並條列之，稱爲疑點（difficulties）。（2）過濾各疑點中哪些是這次確定要解決的問題，哪些則是假象問題或結構性問題：你管不了或無力處理的，例如〈龍頭醫院大暴走〉中，醫師眼中的「制度性」問題，〈甲、乙、丙護士〉中白目醫生亂講話問題，及〈官不修衙〉中廠商行賄等問題，將之刪除，不要爲它枉費精神。複雜的、疑點多的問題則再予以歸類，以便利思考。（3）訂一個解決此問題的具體目標（goal），針對當前處境，自己的需求或希望，及如何達到這需求或希望，在處理各疑點或歸類後的疑點主題時，要注意哪些困難或阻礙，大致要利用甚麼途徑或方法來達到這目標，思考無誤後，就設定它爲具體目標（疑點→處理方法及／或方式→目標）。（4）在進行第三步的前段，想必也曾考慮過不同的目標或措施，而在擬定具體目標後，要再想想那些曾經考慮過，但最終放棄了的目標及方法是否較最後決定的方案要好，如果更好，就要回頭來過，重新思考，或者訂下一個備案（alternative），於決定的方案萬一不行時，作爲替代；此步驟就是：「再思考」或找「乙案」，三思而行。（5）於再思考後如仍覺得第三步驟的目標方針最好，就將此目標及完成目標之過程以文字描述，濃縮在三十個字（word）內，具體寫出你對此問題的最後抉擇及大致的施行途徑。被濃縮爲三十個字以內的一兩句文字有其好處，除精簡思想外，還可以藉文字形塑之過程再檢討方案的可行性；有時將思想用文字具體表達後，會發現內容與你原來的打算並不一樣，就像積木遊戲，積了半天才發覺與你之前設定的樣子不太一樣，只好拆掉重來，前功盡棄。以濃縮文字型塑目標及過程，可堅定目標信念及降低重來的風險，尚可檢驗目標、過程是否眞切、合適。三十字的核心方案稱爲「問題陳述」（statement of the problem 或 problem statement）。要以「如何」（how）開始。確定「問題陳述」後，如有需要，即可開始準備及進行解決行動。

簡言之，明大方案是在決策或抉擇的頂端實行的方案，步驟只有五項，到「問題陳述」爲止。後續執行常牽涉很多細節或不同方法，是後續的作業（行動方案），不在明大方法內，但思考問題，訂目標時當然也不可忽略後續行動相關問題或影響，不可天馬行空。總之，面臨問題時要如何處理：「打定主意」（好主意）最重要，値得花最多的心思。

明大「問題處理」不只是案例教學本身，還有周邊的課程協助學生成爲一個好的「問題處理」者，例如「自覺訓練」（sensitivity training）：一季（quarter）兩學分的課程，沒有教師教，由學生四至五人成一組就課程所訂的題目如：假使你忽然有了一百萬美金（中彩券等），假使一個食之無味，棄之可惜的職位來到，要不要接等等，每周四小時隨便地坐一起，一邊抽煙、吃零食，一邊討論、互相詰難，自由發言、表達立場或觀點、互損：簡直就是孔夫子的「盍各言爾志」。一學期下來，每個人都能從中了解自己更深一點，就是「問題處理」的一個重要環節：「識己」。期末由任課老師主持一場討論及講評，每個學生給一「B」級分數，若不滿意，可撰寫一報告，老師覺得有價値就改給「A」，否則仍維持爲「B」。

人最好在飽受挫折前就有「識己」的能力，一則不要埋沒自己的才幹，再則不要太多非分之想，像打橋牌，能剛好「做成」最好，目標訂得太高，無法just make，挫折活該；而訂得太低超磴，則辜負了一手好牌（一身才幹）。

嬰兒生出來大約二千至四千公克。胎兒在母體內孕育九個月，並不是平均增重的，前七個月只會發育到一千公克，後兩個月才快速增重、長大；開始的「孕育」最重要。

2哈佛方案：哈佛方案是「問題處理」最著名的一種。其與明大方案大不同者有三：

第一點：明大方案只觸及「問題處理」之最前端，即意向抉擇，這「意向」不僅是個人好惡，而且是經過系統思考所做的較客觀決定；哈佛方案則觸及問題之全面、學習研擬目標、方法、手段，巨細靡遺，完整無缺；從一張白紙訓練起，到全部著色完畢。

第二點：明大方案提供一套簡明的思考程序，對個案問題的了解及學習主要靠課堂討論、思辨，學習者個人的才智及經歷、對問題的分析及抉擇品質影響很大；學生學到的除案例內容外，只是一個較模糊的系統思考方法，而且教學時間短，一、兩學期（或學季），學習十數個案例而已，以後須再從工作中摸索、反覆試驗、養成面臨較複雜問題時的思考習性才能有功效。哈佛方案則龐雜得多。

第三點：相對於明大方案，只求學生在有限課堂時間內掌握一個工具，以後的應用、驗證及進展靠自己；哈佛方案則是一個全套的訓練：兩學年！學生要學習一千多個個案才能畢業，要不停地蒐集資料，撰寫報告，參與討論，操死人。畢業拿到MBA學位後，對兩年學習之有關實務戰場清楚、熟練，可能一畢業就是「老兵」。哈佛訓練較紮實，明大則意在畫龍點睛。

簡言之，哈佛方案較著重全面，包括戰略與戰術的體認、熟練、紮實。但若要在有限時期內，例如一學期或幾堂課認識一個決策模式或思考方法，則明大方案較實際。

3專案管理：實務上解決問題，大多在明智抉擇（如運用明大方案）之後，通常需要實際執行一組「行動方案」，才能將問題確實地解決。若該「行動方案」涉及關係人衆多，或執行事項繁雜，非一人所能獨立完成時，則詳予規畫、明確地傳達給每一個參與執行事項的衆人、精準掌握權責人員的執行過程與績效、最後並實際驗證其成果符合期待等重點，就顯得重要了。

專案管理（project management）的內容，一般以「五大流程」、「九大管理功能」，及「四大基準」等加以涵蓋。組織執行專案計畫的歷程，可區分爲「發起」、「規畫」、「執行」、「控制」，及「結束」等五個階段；每一個階段的重點在於將「範圍管理」、「時程管理」、「成本管理」、「品質管理」、「人力資源管理」、「風險管理」、「採購管理」、「溝通管理」、「整合管理」等九個層面周延顧及；此外，藉由針對「範圍基準」、「時程基準」、「成本基準」，及「品質基準」等的分析與監督，確實掌握專案計畫的執行及績效，以使計畫確實依時、依質、依預算地完整交付期望成果。

專案管理是組織解決問題或掌握機會常用的系統性方法。自二次戰後，國際學術及實務管理專家已累積將近五十年的努力，將組織執行專案計畫的概念、技術及方法，彙整成爲一組周延的工具性知識系統，並已發展成爲實務作業管理的標準，廣泛應用於公、私機構的營建、資訊開發、產品研發、活動儀典、組織經營，甚至行政管理等各層面。

醫療組織由於其專業細密分工及事關病患安危，更常遭遇關係人衆多且立場殊異的狀況；當醫療組織期望其成員協力解決重大管理問題或掌握新市場機會時，對於專案管理方法應會有更高的期待，尤其是在醫療品質管理已普遍成爲組織經營重點的今日。

台灣醫管領域引進專案管理於教學的時間較遲，但目前已有中國醫管所、北護健管系（所），及其他多個醫管系所，將專案管理列爲必修或選修課程，顯示醫療產業確實也是適用專案管理的專業領域。

二、**「問題處理」教學**。問題處理教學，或稱爲個案教學，首先（第一）要有好的「個案」，故哈佛砸重金聘請寫手撰寫個案，迄今已達四萬個以上（引用個案要錢）。明大也爲醫院管理個案出有專書，引用不要錢。其次（第二）要有好的老師！這才是個案教學及推廣的最大限制（limitation）。因爲個案教學老師須同時具備豐富的職場經驗、廣泛的知識，專業專精，及高明的教學技巧。學院派老師較無經驗，有經驗的實務工作者則多爲CEO，下命令很習慣，教書及參與討論很杆格，也多半沒有教師資格，只有「客串」票戲而已，像哈佛這樣砸重金培養很難。第三則是上課人數不能太多，也不能太少，以五至十五人爲宜，否則不易讓全體參與及掌握進程。

個案教學沒有標準答案，因爲時空及個人偏好不同，學習者只有在討論過程中或事後思考獲益，在進入實際職場打拼前，領悟一些現實及應付方法而已。

最後，台灣學風：在大學階段就想要學習高層次的理論性知識，治國平天下，立竿見影，要俗擱大碗；「個案」在課堂討論了半天沒有結論，沒有學到「具體的東西」，不合民情，不習慣。學生不了解知識愈交流才愈有用，學習就是要發掘自己。

所以在台灣幾十年下來，個案教學，尤其明大、哈佛方案了不起就是蜻蜓點水，講一兩個case，說是學習到了哈佛教學或明大方案，師生皆樂；在這種氛圍下，用明大方案還實際一點。可參閱韓揆著《醫管理論與實務》（合記出版）內容。

明大是爲培養醫院主管及高級幕僚人才。哈佛是爲培養專業或專案經理人才。

伍、個案撰寫形式說明

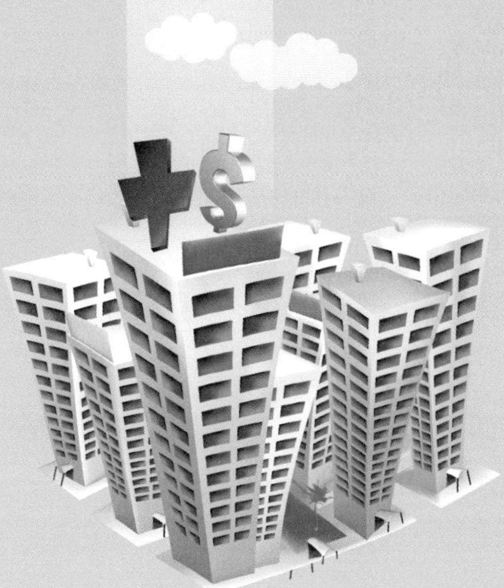

伍、個案撰寫形式說明

每一個個案都講述一個完整的故事，長短不拘。

有的個案於第二章，擇其與明大方案精神一致者：即有兩難情況，擬訂「問題陳述」要求，由教師指定作業或閱讀者自行思考；有的個案則不拘於明大要求，可自行決定處理方式；部分個案僅提供故事，不提任何處理要求，讓讀者自行回味其中情節。

多數個案因正文無法交代清楚或作者意猶未盡，作出「教學參考」（teaching note），呈現多一點的面象。論述內容視需要而定，有總述、分述、結述，也可以只取其一、二端，可自由發揮。

本書續集徵稿啓事

台灣醫管問題必然會隨著醫療科技發展，社會變遷及醫院經營意向而更異，所以我們需要不斷撰寫新的、適切呈現新管理情境的醫管個案，作爲學習及教學的素材。希望本書能發揮拋磚引玉的效果，廣泛邀請醫管學術及實務界人士，參考本書個案體例，一起來撰寫具管理意涵、有趣而發人深省的醫管小故事，包括醫療體系、健康保險、醫生行業、醫病關係及醫院內部管理，甚至人性探微的文章。投稿經採用將致贈薄酬，並集結成書發行。

本書續集由蔡維河老師主持。投稿者姓名，含所在機構、職稱將登載於新書，並致贈該新書乙冊。書籍出售所得扣除成本後納入專戶，用於後續醫管個案撰寫及出版之用。

續集第一輯截稿日期爲一〇三年十二月三十一日，續集出版後另訂徵稿辦法。

投稿有關訊息於下：

1歡迎以短篇故事或敘事體裁，描述台灣醫療機構、體系及健保問題，最好蘊含價值意向，提供「教學參考」者尤佳。

2投稿請敘明作者姓名、任職機構、職稱，及聯絡方式。

3稿件寄送「台灣醫管個案集編輯小組」。地址：台北市萬華區內江街八十九號 台北護理健康大學，蔡維河總編輯收(電郵：hwh@ntunhs.edu.tw，收到電郵投稿後將回覆簡訊確認)。

國家圖書館出版品預行編目資料

醫與醫院：個案說故事/韓 揆,蔡維河著.
一 初版.一臺北市 華品文創，2013.10
240面 ;14.8x21公分
ISBN 978-986-89112-4-6(平裝)

1.醫院行政管理　2.通俗作品

419.2　　102018718

華品文創出版股份有限公司
Chinese Creation Publishing Co.,Ltd.

醫與醫院：個案說故事
附「問題處理」方案簡述

作　　者：韓 揆、蔡維河
總 經 理：王承惠
總 編 輯：陳秋玲
財 務 長：江美慧
印務統籌：張傳財
美術設計：vision 視覺藝術工作室
出 版 者：華品文創出版股份有限公司
地址：100台北市中正區重慶南路一段57號13樓之1
讀者服務專線：(02)2331-7103　(02)2331-8030
讀者服務傳真：(02)2331-6735
E-mail：service.ccpc@msa.hinet.net
部落格：http://blog.udn.com/CCPC

總 經 銷：大和書報圖書股份有限公司
地址：新北市新莊區五工五路2號
電話：(02)8990-2588
傳真：(02)2299-7900
印　　刷：卡樂彩色製版印刷有限公司

初版一刷：2013年10月
定價：平裝新台幣280元
ISBN：978-986-89112-4-6